Peter Christian Endler
finden und loslassen

W0095566

Peter Christian Endler

finden und loslassen

Betreuende Angehörige, Demenzkranke
und ein Psychotherapeut im Gespräch

Geschichten zur Selbsterfahrung

2., erweiterte Auflage

facultas

DDr. Peter Christian Endler
ist Psychotherapeut und Gruppenanalytiker im gerontopsychiatrischen
Setting und in der studentischen Weiterbildung, sowie Hochschullehrer
für Gesundheitswissenschaften.
Veröffentlichung bei Facultas u.a.
„Der reflektierte tiefenpsychologische Fallbericht".
Gruppen für betreuende und pflegende Angehörige:
vor Ort (www.gsfg.at) und online (www.pcendler.at).
Kontakt: christian.endler@inter-uni.net

Bibliografische Information der Deutschen Nationalbibliothek
Die Deutsche Nationalbibliothek verzeichnet diese Publikation in der
Deutschen Nationalbibliografie; detaillierte bibliografische Daten sind im
Internet über http://dnb.d-nb.de abrufbar.

2., erw. Auflage 2021
Copyright © Facultas Verlags- und Buchhandels AG, Wien, Austria
Alle Rechte, insbesondere das Recht der Vervielfältigung und der
Verbreitung sowie der Übersetzung, sind vorbehalten.
Umschlaggestaltung: Facultas Verlags- und Buchhandels AG
Umschlagbild: © Igor, Adobe Stock
Druck: Facultas Verlags- und Buchhandels AG
ISBN 978-3-7089-2103-7

Auch als ebook erhältlich: 978-3-99111-285-3 (epub)

finden und loslassen

Alte Bindungen wiederfinden –
alte Bindungen loslassen können

Erinnerungen wiederfinden –
Erinnerungen loslassen können

Therapeutische Beziehungen finden –
und sie loslassen können

Betreuung als Weg

Geleit zur ersten Auflage

Dieses Buch begegnet seinen LeserInnen dort, wo sie gerade ihre Aufgaben in der Betreuung betagter Menschen erfüllen. Es holt sie ab auf eine Wanderung entlang von Herausforderungen, Abgründen und Ambivalenzen, aber auch Chancen, Leichtigkeit und Klarheit. Dem Autor ist ein Buch über psychotherapeutische Selbsterfahrung Betreuender gelungen, das LeserInnen, KlientInnen, Betreute und ihn selbst einbezieht.

In belletristischer Sprache bringt uns der Autor in Kontakt mit den ProtagonistInnen. Man meint sich wiederzuerkennen in diesen Gruppen- und Einzeltreffen, nimmt teil an den Entwicklungsaufgaben, an den Chancen, selbst zu wachsen.

Alte Abhängigkeiten und Konflikte werden erspürt und es wird an ihrer Lösung gearbeitet. Dies hilft, die Betreuung zu reflektieren und von Ballast zu befreien, macht die noch gegebene gemeinsame Zeit freudiger und unterstützt, den unvermeidlichen Abschied leichter zu verkraften.

Abwechselnd sind wir eingeladen, in den Schuhen von Betreuenden und Betreuten zu gehen – und in den Schuhen eines Therapeuten, der seine analytische Haltung reflektiert und seine innere Balance auch in unwegsamem Gelände hält.

Eine besondere Herausforderung stellen hier die ersten Wochen der Covid-Situation 2020 dar, von speziellen individuellen Ängsten und Anliegen über besondere technische Rahmenbedingungen hin zu neu akzentuierten ethischen Fragen, als noch niemand wissen konnte, wie die Geschichte weitergeht.

Gerade diese Kapitel bringen last not least die Gesamt-gesellschaft mit hinein in die Auseinandersetzung mit dem persönlichen Abschiednehmen, mit einer menschlich würde-vollen Zeit vor dem Sterben.

Geleit zur zweiten, erweiterten Auflage

Aus der Sicht von Betreuenden, Betreuten und dem gesundheits-wissenschaftlich versierten Psychotherapeuten ist hier auch ein differenziertes Zeitdokument zum ersten Jahr einer Pandemie gelungen.

Besonders deutlich wurde, wie wichtig digitale Medien sind, und wie schlecht viele betreuende Angehörige, insbesondere manche ältere unter ihnen, technisch vorbereitet waren und sind. Statt des Begriffs vom „social distancing" braucht es (ggf. unter Wahrung von physical distancing) ein neues soziales Zusammenrücken und Vernetzen.

Auch die neuen Kapitel der zweiten Auflage sind keine gefälligen Beiträge zum Thema „betreuende Angehörige". Gerade die Verschärfungen durch die Covid-Situation lassen die Reibungsbereiche zwischen Alten und Jungen, zwischen Gesunden und Kranken, Frauen und Männern, und damit auch zwischen Betreuenden und Betreuten, schärfer hervortreten. Damit sind sie aber auch der hier vorgelegten feinsinnigen Analyse zugänglicher, von der jede und jeder auch im Alltag profitieren kann.

Dr. Thomas Wochele-Thoma
Ärztlicher Leiter der Caritas der Erzdiözese Wien

Inhalt

Vorwort
Hier begegnen uns Menschen ...

Dies ist ein Buch über Entwicklungschancen. Fertiggestellt habe ich es während der Corona-Krise 2020. Das Thema ‚Nähe und Distanz' hatte plötzlich eine neue Dimension. Es war eine Zeit, in der ältere Menschen das Haus nicht verlassen sollten, Enkel ihre Großeltern nicht sehen, Kinder ihre Eltern im Altenheim nicht besuchen durften.

Gleichzeitig befand sich die Gesellschaft, die Wirtschaft im ‚Lockdown' – als Tribut an Menschen mit besonderem Risiko, am Corona-Virus zu sterben, darunter vor allem Betagte. Eine neue Herzlichkeit zeigte sich gegenüber den Gefährdeten, gleichzeitig aber auch ein ethisch bedrohlicher Gedanke: ‚Könnte nicht das Virus viele Betreuungsprobleme lösen?'. Die Furcht vor dem Sterben und die Angst vor dem Tod waren jedenfalls ins allgemeine Bewusstsein gerückt.

Zwei schmerzende Punkte zeigten sich also klarer als sonst: Die *Todesangst*, weil der Tod Bindungen zerreißt und weil er ins Ungewisse führt. Und der (versteckte) *Todeswunsch*, weil Beziehungen oft ambivalent sind. Beide Punkte sind und waren immer schon wichtige Anliegen in meiner Arbeit mit betreuenden und pflegenden Angehörigen. Beide Punkte verursachen weniger Schmerz, wenn sie reflektiert – bewusst gefühlt und bewusst geklärt – wurden. Von daher sind die Fallgeschichten dieses Buches zeitlos aktuell. Zu den Vignetten, die *vor* der ‚Corona-Zeit' entstanden sind, kommen in diesem Buch nun noch solche, die *in* dieser Zeit spielen. Gemeinsam ist in ihnen die Sorge, sich nicht ‚gut verabschieden' zu können – vom Weg zum guten Abschied, nämlich dem Aufräumen in der Beziehung, handelt dieses Buch; davon und von der Chance, die eigene Gegenwart besser zu nutzen und der eigenen Zukunft entspannter entgegensehen zu können.

Wann Menschen mittleren bis höheren Alters wieder entspannt im Sesselkreis einer analytischen Angehörigengruppe sitzen und aufeinander face-to-face Bezug nehmen können, ist heute schwer zu sagen. Jedenfalls werden ihre Anliegen denen früherer Töchter und Söhne, Partner und Partnerinnen ähnlich sein.

Es werden uns ‚ähnlich einzigartige' Menschen begegnen wie in diesem Buch über betreuende Angehörige und Betreute.

Teil I: Betreuende Angehörige begleiten

Männer und Frauen mit demenzkranken Ehepartnern, denen die Gruppe Raum gibt, zu trauern und ihre Strategien zu ordnen …

Eine blinde Frau, die ihre ‚nette demente' Mutter betreut, in einer Gruppe, die mit ‚schrecklichen nicht-dementen' Eltern hadert …

Betreuende Männer aus ganz verschiedenen Lebenswelten in einer ‚schwierigen' Gruppe, in der der Leiter viel lernt …

Eine Tochter, die sich in die Tiefen ihrer Geschichte und ihrer Träume begibt, um Verstrickungen mit dem Vater zu lösen …

Ein Sohn, einst ungewolltes Kind, der seine Mutter pflegt und sich um sein Leben betrogen fühlt …

Ein ‚eigenwilliger' Betreuter, der keinen Arzt sehen will und dessen Frau es ihm ermöglicht, daheim zu sterben …

Eine Hochbetagte, die in der Nachkriegszeit den Großvater des Therapeuten kannte und in der Gruppe einiges erzählt …

Das Tagebuch des Therapeuten zur Corona-Krise: Können wir eine unbefangene Solidarität von Jung und Alt wiedergewinnen?

Eine Gruppe im Corona-Lockdown, die sich mit ‚Chat'-Nachrichten verständigt …

Eine Gruppe von LeserInnen über das Abschiednehmen im Besuchsverbot …

Eine Gruppe von pflegenden Angehörigen, die klären, was an ihren Bindungen so zermürbend ist …

Betreuende, die Versöhnung erleben und die entdecken, dass die Situation für sie selbst eine Chance ist …

Teil II: Betreute begleiten

Ein Betreuender und dessen demenzkranke Frau am Frühstückstisch mit einem Therapeutenpaar …

Ein Mensch mit Demenzdiagnose, der sein Sterben beschleunigen will, und dessen Therapeut sich fragt, was zu tun ist …

Ein leidensmüder alter Mann, dem seine Träume die Erlaubnis geben zu sterben …

Teil III: Demenz, Risiko, Vorbeugung und kognitive Reserve

KlientInnen und ExpertInnen, die über den Umgang mit Demenzkranken, über Phasen und Themen berichten …

ExpertInnen im Gespräch über Demenz: Bio-psycho-soziale Vorstellungen, Risikofaktoren und Vorbeugung …

Fachleute, die zusammenfassen, wie man als Betreuender für sich selbst sorgen und wie man eine ‚kognitive Reserve' aufbauen kann …

#

In diesem Buch begegnen uns Menschen, die betreuen und pflegen, und Menschen, die betreut und gepflegt werden. Sie hadern mit ihrem Schicksal, sie finden festen Boden unter den Füßen, sie verändern, was sie verändern können, und finden schrittweise ihren Frieden mit dem, was unvermeidlich ist. Sie blicken wieder in die Zukunft.

Die Geschichten zeigen auch einen Psychotherapeuten, der das, was sich in ihm selbst abspielt, als Wegweiser für die Beziehung mit diesen Menschen nutzt. Sie zeigen seine Sicht auf Abhängigkeit, Nähe und Distanz, Trauer, Verantwortung, Mitgefühl, Gegenwärtigkeit und die Freude an ‚kleinen Dingen des Alltags‘.

Diese Geschichten wollen aber nicht Psychotherapie vermitteln. Sie geben ihren LeserInnen auch keine Ratschläge. Vielmehr schildern sie Entwicklungen von Menschen in einem wertschätzend, förderlichen gemeinsamen Umfeld – als Beispiel, als Inspiration, als Orientierung. Oft wird aus einer mühevoll-verstrickten Betreuung eines Angehörigen eine entspannte Begleitung, auch, indem Aufgaben delegiert werden.

#

Die Berichte im ersten Teil (‚Angehörige begleiten‘) und im zweiten Teil (‚Betreute begleiten‘) stammen aus meiner psychotherapeutischen Praxis, vor allem in einem gerontopsychiatrischen Zentrum. Sie sind soweit verfremdet, dass die genannten Klientinnen und Klienten nicht wiedererkannt werden. Wenn jemand seine Geschichte nicht in einem Buch wiederfinden wollte, hatte die Vertraulichkeit natürlich Vorrang. Die Personen und Gruppen, die ich in diesem Buch vorstelle, treffe ich üblicherweise in ein- bis zweiwöchigen Abständen 10- bis 20-mal (bevorzugt vor Ort, aber in der Corona-Krise auch online). Meine ‚analytische‘ Orientierung betrifft dabei das ‚Hier und Jetzt‘, das, was *aktuell* außerhalb und innerhalb der Gruppe vorgeht, aber auch das ‚Dort und Damals‘, also *frühe* Prägungen, die das jetzige Verhalten immer noch beeinflussen (und oft erschweren) können, und die Funktion aller Beteiligten sowohl als Spiegel für das Frühere als auch als reales Gegenüber in einer neuen Gegenwart.

Einige der Vignetten wurden zuvor an anderen Stellen als wissenschaftliche Artikel für Forschung und Lehre publiziert.

Ich habe sie, mit dem Einverständnis der Erstquellen, von akademischen Zutaten und tiefenpsychologischer Theorie befreit und hier für eine praxisorientierte Leserschaft überarbeitet.

#

Der dritte Teil des Buches (‚Demenz') fasst Möglichkeiten und Strategien zusammen, mit kognitiver Einschränkung umzugehen, sowie ältere und neue Vorstellungen von Demenz. Ich verwende den Begriff ‚Demenz' mit Vorbehalt, weil er, aus dem Lateinischen übersetzt, eigentlich ‚ohne Geist' bedeutet – was meiner Meinung nach auch für kognitiv schwer Erkrankte nicht zutrifft. Früher bezeichnete man Betroffene gemeinhin als ‚vergesslich' und ‚verwirrt', das grenzte sie weniger aus.

Dieser Teil des Buches betrifft weiter Risikofaktoren, Selbstfürsorge und Vorbeugung. Hier wird auch das Konzept der ‚kognitiven Reserve' erläutert.

Dank

Mein Dank gilt dem Gerontopsychiatrischen Zentrum (GPZ) Graz,[1] an dem seit über zehn Jahren viele meiner Angehörigengruppen stattfinden; dem Interuniversitären Kolleg Seggau, wo meine wissenschaftlichen Arbeiten gedeihen;[2] dem Facultas-Verlag für die gute Zusammenarbeit; meinen kollegialen und privaten Umgebungen, allen voran meiner vier-Generationen-Familie, mit der ich mich im steten ‚reality-check' austauschen kann.

Anmerkungen

1 Klug G, Hermann G, Fuchs-Nieder B (2013). Was braucht eine moderne Gerontopsychiatrie? Rahmenbedingungen für mobile sozialpsychiatrische Hilfe im Alter. Mabuse, Frankfurt am Main

2 Endler PC (2018). Der reflektierte tiefenpsychologische Fallbericht. facultas, Wien

TEIL I:
BETREUENDE ANGEHÖRIGE BEGLEITEN

Alte Bindungen wieder*finden* –
alte Bindungen *loslassen* können

1.

In guten wie in schlechten Zeiten

Belastete Partnerschaften

I

„Einmal hat mir mein Mann ins Lenkrad gegriffen und mich gegen die Autotür gedrückt – Rippenprellung, im Krankenhaus haben sie es angezeigt. Auch sonst, zu Hause, musste ich schon ein paarmal die Polizei holen – weil: Die Rettung kann ihn ja nicht mit Gewalt in die Klinik bringen."

II

In der Gruppe, über die ich hier berichte, betreuen drei Personen eine Partnerin bzw. einen Partner; auf diese drei Personen fokussiere ich:

Joachim, 68 Jahre alt, in seiner beruflich aktiven Zeit Beamter mit Nebenjob in der Telefonseelsorge, seit 36 Jahren verheiratet, drei Töchter. Bei seiner Frau, die um drei Jahre jünger ist als Herr Joachim, wurde vor zwei Jahren eine Alzheimer-Demenz diagnostiziert.

Christine, 63, pensionierte AHS-Lehrerin, seit 22 Jahren in zweiter Ehe verheiratet, keine Kinder. Bei Frau Christines Mann, der um 11 Jahre älter ist als sie, wurde vor drei Jahren ebenfalls eine Demenz (vaskulär sowie Alzheimer) diagnostiziert.

Heidrun, 57, Beamtin, seit 32 Jahren verheiratet, eine Tochter. Bei Frau Heidruns Mann, der vier Jahre älter ist als sie, wurde vor einem Jahr eine Jakob-Kreuzfeld-Demenz festgestellt.

Weitere regelmäßige Teilnehmerinnen dieser Gruppe sind vier Frauen, die ihre Eltern bzw. einen Elternteil betreuen (über solche Konstellationen werde ich in späteren Kapiteln erzählen). Die TeilnehmerInnen spreche ich in den Sitzungen mit „Frau"

bzw. „Herr" plus Vornamen an. Die Gruppe trifft sich in zweiwöchigen Abständen 16-mal.

III

Sitzung 1: „Wir sind nicht dazu da, das Leben unserer Eltern zu
verlängern!", meint Christine, nachdem andere ihre Miseren mit
Vätern und Müttern geschildert haben.

Eine Teilnehmerin hat von ihrem alkoholkranken Vater
berichtet: „Meint er die Flasche, die ich mitbringe, oder mich,
wenn er sich freut, dass ich komme?", eine andere von einem
höchstbetagten Elternpaar: „Das Heim ist die einzige Lösung,
wenn ich selbst überleben will", eine andere von einer
gebrechlichen, aber nicht kranken Mutter: „Irgendwann habe ich
gesehen, dass ich mich mehr um meine eigenen Kinder kümmern
muss, und für die Mutter eine 24-Stunden-Pflege organisiert"
und von einer beginnend dementen, immer schon dominanten
Mutter: „Aber seit meine kleine Nichte auf der Welt ist, habe ich
eine neue Aufgabe, das ist eine große Freude".

Christine betreut ihren demenzkranken Mann: „Wir sind super
organisiert".

Joachim erzählt, dass er mit seiner demenzkranken Frau seit 35
Jahren beisammen ist: „Aber jetzt bin ich vor allem der
Blitzableiter".

Heidrun spricht von ‚emotionaler Distanz', die ihr der Hausarzt
verordnet hat.

Mich interessiert, was die Anwesenden bewegt, ich ermuntere
sie, Enttäuschung und Wut zuzulassen und zu benennen, und
beachte, dass alle gut eingebunden sind. Dadurch, dass die
TeilnehmerInnen sich – auch unter meiner sachten Leitung –
aufeinander beziehen, einander wahrnehmen, ist die Stimmung
in der Gruppe trotz der schwierigen Themen angenehm und
stabil.

Heidrun meint, sie habe schon vom Vorgespräch mitgenommen, dass sie kein schlechtes Gewissen haben müsse, wenn sie sich Freiräume schafft, und erzählt von den Gewaltausbrüchen ihres Mannes: „Das war anfangs so. Mittlerweile ist die Krankheit fortgeschritten, er sitzt meist unbeteiligt da, hat an nichts Interesse – auch die Medikamente mögen da eine Rolle spielen".

Joachim erzählt aus der Zeit, als die Krankheit bei seiner Frau noch nicht diagnostiziert war: „Erschreckend, wie sie alltägliche Dinge plötzlich nicht mehr konnte. Die Waschmaschine sei kaputt – dabei hatte sie sie nicht eingeschaltet. Wie ich ihr das gesagt hab, ist sie mich angefahren, dass ich sie dauernd kritisiere". Er erlebt sich auch jetzt den Launen seiner Frau ausgesetzt.

Christine geht nicht auf die Zeit vor der Diagnose ein, sondern spricht von der Gegenwart: „Mein Mann hat eh schon genug mit seiner Krankheit und mit all dem, was er bemerkt, was er nicht mehr kann. Da würde ich ihn und mich nur aufregen, wenn ich ihn darauf hinweise". Als ich nachfrage, sagt sie aber: „Ich wäre nicht mehr mit ihm zusammen, wenn er so merkwürdig geblieben wäre wie vor der Diagnose. Da hat er aus Mücken Elefanten gemacht".

Sie erzählt, dass es ihm jetzt, vier Jahre nach der Diagnose, immer noch bewusst sei, wie es um ihn stehe; dass er froh über sie, seine Ehefrau, sei. Er sei ‚gut organisierbar'; Regelmäßigkeit, Rhythmen seien im Zusammenleben wichtig, sowie das, was sie als ihre ‚selbstverständliche Art' beschreibt: „Das diskutiere ich doch nicht", meint sie zu Entscheidungen, die sie für beide trifft. Sich die Zähne putzen könne ihr Mann mittlerweile nicht mehr, auch müsse sie ihm zeigen, wie man sich niederlegt: „Er würde mit dem Bauch voran ins Bett fallen". Als er unlängst versuchte, den Tisch zu decken, habe er nicht gewusst, wie er das Besteck platzieren soll. Rechnen könne er überhaupt nicht mehr, in der Wohnung verwechsle er die

Zimmer, könne sich aber gut an Tagesgeschehnisse erinnern und freut sich am Sonntag auf das Tageszentrum am Montag. Im Tageszentrum sei er zweimal pro Woche, dort ist er „als attraktiver und immer noch eloquenter Mann der ‚King‘ und genießt das auch", zweimal pro Woche kommt eine Demenz-betreuerin: „Er ist glücklich, dass sie sich mit ihm beschäftigt – ältere Männer freuen sich, wenn eine junge Frau mit langen Haaren zu ihnen kommt. Heute spielen sie Schach". In diesen Zeitfenstern hat Christine, die seit einem Jahr in Pension ist, frei: „Ich genieße meinen Ruhestand, niemand kann mir sagen, was ich zu tun habe".

Sitzung 2: Heidrun erzählt, dass sie angespannt sei und sorgen-voll: „Ich komme zur Ruhe, wenn ich neben meinem Mann sitze und seine Hand halte".

Joachim berichtet, dass eine ‚gute Woche‘ hinter ihm liege, dass er und seine Frau beide lockerer miteinander umgegangen sind.

Christine spricht von ihrem kleinen Hund: „Eine Freude für mich und meinen Mann". Und dass sie sich mit ihrem Mann auf ‚gleicher Ebene‘ empfinde, im Einklang: „Ein nettes Zusammen-sein von zwei Menschen".

Auf die zweite Sitzung, so stimmen einige der TeilnehmerInnen überein, hätten sie sich schon gefreut. Joachim allerdings habe sich gefragt, ‚ob er das braucht‘: „Den ganzen Hass bei mir zu bemerken …"; Christine meint: „Wenn ich die Geschichten der anderen hier so höre – wie einfach ich es doch habe". Wirklich schwer sei für sie vor vier Jahren der Abschied von ihrer Mutter gewesen.

Gegen Ende der Stunde stelle ich die Frage: „Wie schwer würde Ihnen der Abschied von den Betreuten fallen, was wäre zuvor noch zu klären?"

Sitzung 3: Auch in dieser Sitzung vertiefen die TeilnehmerInnen ihre Bezogenheit untereinander.

Bei Joachim fällt mir auf, wie aufrecht, gefasst und doch gelöst er diesmal dasitzt.

Christine wirkt zufrieden und lässig. Es gehe um Ehrlichkeit, Klarheit, Entschiedenheit, sagt sie, die gemeinsame Frage: „Was wollen wir vom Leben?", ist wichtig.

Joachim meint, mit so einer Frage könne seine Frau nichts mehr anfangen: „Sie weiß nicht mehr, wer sie ist, was sie will, was sie soll" – und, so meint er: „Sie hat keine Wertschätzung für mich". Für ihn sei die Frage einer Vorsorgevollmacht zu klären.

Heidrun erzählt, sie werde in handwerklichen Dingen immer selbstständiger: „Mein Mann war ein großer Bastler und ein Häuslbauer. Er hat alles gemacht. Jetzt interessiert ihn gar nichts mehr".

Sitzung 4: „Ich nehme sozusagen schon Abschied von meinem Mann, kann jetzt besser abschalten, meinen Beruf brauche ich als Ausgleich", sagt Heidrun.

Christine erzählt, sie sei jetzt viel mit ihrem Hund in der Natur.

Joachim berichtet melancholisch: „Ich mag nicht allein wandern, meine Frau geht mir ab …". Mein Einfühlungsvermögen als jemand, dem es gegeben ist, mit jemandem zu wandern, scheint intakt, unversehens rinnt mir trotz Gruppenleiter-Zurückhaltung eine Träne über die Wange.

Sitzung 5: Joachim erzählt ausführlich, dass er sich seit der Diagnose vor zwei Jahren viel leichter tue mit seiner Frau.

Vorher hatte er ihre Wutausbrüche ‚wegen Lappalien' einfach nicht verstehen können. Es sei auch jetzt anstrengend, sagt er: „Wenn es gut geht und ich vergesse die Vorsicht, bin nicht auf der Hut, dann gibt es Krach. Ich muss ständig inneren Abstand halten". Nach der Diagnose sei seine Frau deprimiert gewesen. Die erwachsene Tochter helfe ihnen sehr.

Christine wiederholt, sie hätte sich von ihrem Mann getrennt, wenn er so geblieben wäre wie vor der Diagnose. Ich nehme das Thema ‚Abstand' auf, und Heidrun fragt, ob ich darauf hinaus will, dass man auch in guten Zeiten Sicherheitsdistanz braucht. „Ich plane jetzt übrigens einen Urlaub allein", sagt sie. Ihr Bruder wird sich derweil um ihren Mann kümmern. Warum ihr das nicht schon früher eingefallen sei …

Das Thema ‚Abstand' wird auch von den anderen Teilnehmer-Innen aufgenommen.

Sitzung 6: Heidrun meint, sie traue sich das jetzt zu sagen: „Ich war sehr unselbstständig neben meinem Mann, hatte auch früher schon den Gedanken, mich von ihm zu trennen, und fühle mich jetzt erst selbstständig, auf eigenen Beinen". Scherzend meint sie, sie wundere sich doch, dass sie jetzt, wo sie das sagt, kein Blitz vom Himmel getroffen hat.

Ich meine, offenbar mache sie jetzt für sich etwas aus der beklemmenden Situation, ihr ‚Glas sei sozusagen halb voll statt halb leer', worauf Joachim einwirft: „Ich bin nicht für Schön-färberei".

Christine berichtet, sie konnte immer selbstständig sein, ihr Mann habe das geschätzt, er habe „immer gelebt wie ein Junger, hat gearbeitet für zwei oder drei, wollte arbeiten, bis er stirbt". Nach der Diagnose, erzählt sie der Gruppe, habe er dann von Selbstmord gesprochen und von Sterbehilfe, das sei eine schwierige Phase gewesen. Dass ihr Mann nicht unkompliziert war, wüsste ich, der Gruppenleiter, ja selbst, er sei nach seiner Diagnose vor vier Jahren für ein Jahr zu mir in Psychotherapie gekommen.

Sitzung 7: Als Joachim wieder traurig von ‚vergangenen schönen Zeiten' mit seiner Frau erzählt, bitte ich die anderen, sich an seine Stelle zu versetzen, ‚in seinen Schuhen zu gehen' und zu sagen, was ihnen einfällt. „Mein Mann war immer un-empathisch" und

„Jetzt, da die Kinder groß sind, wünsche ich mir wieder einen Partner", lauten Einfälle aus der Gruppe. „Das Leid entsteht, wo ich das Alte nicht loslassen kann, wo ich daran festhalte. Jetzt ist etwas Neues dran", sagt Christine.

Sitzungen 8/9/10: Christine erzählt, dass ihr Mann früher immer gesagt habe: „Jeder ist für seine Krankheiten selbst verantwortlich!". Ich frage, ob sie das jetzt entlaste, beruhige. Sie sagt, es ärgere sie, dass er früher seinen hohen Blutdruck ignoriert hat (ein Teil seiner Demenz ist vaskulär bedingt).

Heidrun berichtet, dass ihr Mann in einer der vergangenen Nächte fortgegangen und blutig-aufgeschürft wiedergekommen sei. Früher habe er immer gesagt: „Ich komm schon heim", das hat sie auch jetzt beruhigt. Sie sei dann, ganz gefasst, mit ihm ins Krankenhaus gefahren, erst dort ist sie selbst kollabiert.

Diese Wortmeldungen von Christine und Heidrun scheinen oberflächlich unverbunden nebeneinander zu stehen, in meinem Empfinden – und ich glaube auch im Gefühl der Gruppe – sind sie aber Teile eines gemeinsamen Puzzles. Und Joachim trägt bei: „Wenn alles ‚normal' zu sein scheint, plötzlich …".

In der Folge sprechen die Anwesenden über verschiedene Ängste und Sorgen. Heidrun, Joachim und Christine beziehen sich einfühlsam auf die Probleme jener, die ihre Eltern betreuen. „Und wenn dazu noch die alten Familienmuster – Mutter und Tochter etwa – kommen …", sagt Joachim. Allerdings sei es „bei Eltern sicher leichter, sich Freiräume zu schaffen", meint Heidrun, es werde auch gesellschaftlich eher akzeptiert, hier etwas zu delegieren, als einen Ehepartner in Pflege zu geben. Dazu berichten dann andere TeilnehmerInnen, was ihnen in den Wochen, seit man einander in der Gruppe kennt, ‚gelungen' sei: „Ich lasse die Rettung kommen, statt meinen betrunkenen Vater heimzuschleppen", „Während ich auf Kur war, musste mein Bruder sich um die Mutter kümmern, da hat er verstanden, was los ist. Wir haben jetzt eine 24-Stunden-Pflege organisiert",

„Schon als Kind hab ich mich bemüht, der Mutter alles recht zu machen. Das ist jetzt vorbei!".

Sitzung 11: Eine der Teilnehmerinnen kommt strahlend in die Gruppe, sie erzählt sichtlich verlegen, am Parkplatz habe sie einen netten Mann getroffen und ‚einfach so' geplaudert. In dieser Sitzung werden Träume berichtet, und zwar drei Kindheitsträume: „Etwas Dichtes kommt unter dem Bett hervor und beginnt, das Zimmer auszufüllen" (Heidrun), „Ich fliege" (Joachim) und: „Ich werde verfolgt, aber ich entkomme, weil ich fliegen kann" (eine weitere Teilnehmerin). Wieder – bei aller oberflächlichen Unverbundenheit dieser Erinnerungen – entsteht ein Gefühl der Anwesenden, ‚etwas miteinander zu tun zu haben'.

Sitzung 12: In dieser Sitzung initiiere ich eine Art Feedback-Runde, die TeilnehmerInnen reflektieren, was sie bisher von der Gruppe ‚mitnehmen' konnten. Sie tauschen sich lebhaft darüber aus, dass es ihnen in mancher Hinsicht ‚wie Schuppen von den Augen gefallen sei'. Währenddessen fallen mir plötzlich mehrere Situationen mit einem älteren Bekannten ein. „Ich hätte eigentlich längst merken müssen, dass dieser Mensch zunehmend irrational wird", denke ich mir und wundere mich, dass ich diese erleichternde Einsicht erst jetzt habe.

In den Sitzungen *13/14/15* erzählen die ProtagonistInnen einiges über ihre Kindheit und die ihrer EhepartnerInnen.

Joachim: „Meine Frau hatte den Kontakt zu ihrer Mutter völlig abgebrochen, ihren Vater hat sie gehasst. Sie hat nie von ihrer Kindheit gesprochen." Er selbst habe eine behütete, wohl überbehütete Kindheit gehabt, mit vielen Tabus.

Heidrun: „Auch bei meinem Mann und mir war es so, dass er eine schwierige Kindheit hatte; ich aber konnte mich halt ‚immer so durchwursteln'" (lacht). „Er hat kaum was von früher erzählt."

Christine: „Das war auch bei meinem Mann so. Er hat Teile seines Lebens vollkommen ausgeblendet. Als wenn es ihn nicht betrifft."

Vielleicht, denke ich mir, ist ‚Bewusstmachen' doch ein schützender Faktor für eine gewisse ‚kognitive Reserve' (siehe Kapitel 22), auf die man im Notfall schwerer Krankheit zurückgreifen kann.

Sitzung 16: In der letzten Sitzung erzählen die TeilnehmerInnen einander vom Tod von Menschen, die ihnen nahestanden, davon, wie sie selbst mehr oder weniger vorbereitet gewesen seien, wie sie getrauert hätten. Ich frage (wieder einmal): „Können Sie beizeiten loslassen?" Dies betrifft auch meine Beziehung zur Gruppe, für die dies die letzte Sitzung ist, und ich füge hinzu: „Hier ist ein Lebensabschnitt vorbei, wir dürfen jetzt gehen".

IV

Während ich an diesem Buch schreibe, kontaktiere ich die ProtagonistInnen mit diesem Text und frage, ob sie ihre Privatsphäre (durch die Decknamen und andere Verfremdungen) hinreichend geschützt sehen. Alle sind einverstanden, dass der Text veröffentlicht wird, mit Einzelnen gibt es noch fruchtbare Nachgespräche.

Heidruns Mann und Joachims Frau sind mittlerweile verstorben, Christines Mann ist weiterhin persönlich gut orientiert, eine 24-Stunden-Hilfe erleichtert ihnen das Leben.

Anders als bei anderen Gruppen, die nach ein oder zwei Jahren zu einem ‚Nachtreffen' zu mir kamen, habe ich die TeilnehmerInnen dieser Gruppe nicht wieder gemeinsam erlebt. Allerdings habe ich gehört, dass manche von ihnen sich regelmäßig weiter treffen: Als offene Runde, die ich in schattigen Gastgärten oder gemütlichen Cafés vermute.

2.

Blind betreuend

Über nette demente und
schreckliche nicht-demente Eltern

I

„Die können nicht anders, sie machen ‚Ordnung'. Sie legen Dinge hierhin und dahin. Sie können sich nicht vorstellen, was das für eine Blinde bedeutet. Nach jedem Besuch musste ich endlos suchen ...“ – Einer Haushaltshilfe gegenüber, die ihr die Betreuung der 88-jährigen Mutter erleichtern könnte, ist Frau Weber skeptisch.

II

Eine weitere Gruppe, von der ich hier berichte, besteht aus drei Frauen und einem Mann, alle in den Fünfzigern, die ihre Eltern, Elternteile bzw. in einem Fall eine Tante pflegen.

III

Mittwoch kurz vor 18 Uhr, kleiner Gruppenraum im Geronto-psychiatrischen Zentrum, Grünpflanzen in Töpfen, sechs Stühle, kein Tisch in der Mitte. Um diese Tageszeit hat die Belegschaft des Zentrums, SozialarbeiterInnen, Krankenschwestern, der leitende Mediziner Dr. M. und Ilse vom Sekretariat schon ausgecheckt, ich bin allein und erwarte ‚meine' Gruppe. Das ist das neunte Jahr, dass so eine ‚Jahresgruppe' ausgeschrieben ist, und es ist das erste Mal, dass ich mit meinen mittlerweile 60 Jahren der Älteste der Anwesenden sein werde. Mir geht durch den Kopf, dass meine eigene ‚Betreuungs-Biografie' in gutem Fahrwasser ist, mein Vater betagt gestorben, meine Mutter unkompliziert und froh, wenn ich ihr regelmäßig ein paar

Stunden in Haus und Garten helfe – sie ist trotz hoher Pflegestufe autonom; meine Schwester macht für sie die Einkäufe.

Es klingelt, an der Sprechanlage meldet sich Frau Weber: „Nein, Sie brauchen nicht herunterzukommen, ich habe mir alles genau gemerkt", sagt sie. Ich erwarte sie also erst an der Tür zur dritten Etage. Tastend geht sie, aber nicht unsicher, ihr weißer Stock sucht Hindernisse am Boden.

Um Punkt 18 Uhr sind alle im Gruppenraum. Frau Weber sitzt ein wenig in sich zusammengesunken, ohne Augenkontakt, den Stock hat sie gefaltet und weggesteckt, die Armbinden in die Jackentasche getan; sie ist (von Geburt an) blind. Ich vermute, dass andere hier meinen, sie sei ‚in der falschen Gruppe‘, sei jemand, der selbst betreut wird, und bin gespannt, wann man merken wird, dass sie ‚nur‘ blind ist. Dann frage ich mich, wie das für Frau Weber ist, hier zu sitzen und niemanden zu sehen, und schließe selbst kurz die Augen. Als ich sie wieder öffne, sehe ich: Die Gesichter in der Runde haben sich entspannt, man hat verstanden.

Ich wende mich an die Gruppe und biete eine überraschende Perspektive an: „Es mag ein bisserl schwierig sein, hier frei und offen zu sprechen, wo Sie einander ja noch gar nicht kennen. Andererseits: Sie können frei und offen sprechen, Sie kennen einander ja gar nicht". Nachdem die Welt für's Erste also ‚auf den Kopf gestellt ist‘, erzählen die Anwesenden, was – oder besser gesagt ‚wer‘ – sie in die Gruppe führt.

Frau Weber beginnt: „Seit zwei Jahren lebt meine Mutter bei mir, sie ist 88, dement, aber fröhlich. Wir genießen es, singen viel miteinander, spielen Spiele, beim ‚Schnapsen‘ sind die normalen Karten für mich mit Blindenzeichen beschriftet, meine Mutter sieht ja. Im Haushalt brauche ich halt für alles länger als jemand, der sehen kann. Vor einem Jahr hatte ich allerdings ein ziemliches Tief".

Eine andere Teilnehmerin, Frau Thoma, berichtet von ihren Eltern: Der Vater ist im Heim, die Mutter lebt allein, das mit dem Heim sei die Art der Mutter gewesen, sich von ihrem Ehemann zu trennen. Jetzt sei sie allerdings eifersüchtig, weil der 90-Jährige in der neuen Umgebung eine Freundin gefunden hat, mit der er spazieren geht.

Der männliche Teilnehmer, Herr Muhr, erzählt von seiner Tante, für die er ein System von Betreuung und Unterhaltung ausgeklügelt hat und koordiniert; trotzdem wünscht die alte Dame, eigentlich solle nur er sich um sie kümmern. Wenn dabei andere Frauen anwesend sind, habe sie Angst, dass diese ‚ihn ihr wegnehmen'.

Die dritte Dame in der Runde, Frau Senker, schildert, wie ihre Mutter, die hundert Kilometer entfernt lebt, sie ‚am Gängelband' halte: „Da war ihr Suizidversuch, das hat enormen Druck aufgebaut, und seither muss ich immer erreichbar sein". Hier wirft Frau Weber ein, dass der geografische Abstand dann wohl auch sein Gutes habe. „Aber wenn ich bei ihr bin, werde ich zu einer Fünfjährigen, schrecklich ist das", sagt Frau Senker.

In dieser Gruppe wird übrigens besonders darauf geachtet, einander mit Namen anzusprechen, damit auch für jemanden, der Mimik und Gesten nicht verfolgen kann, klar wird, wer gerade gemeint ist. Ansonsten scheint mir nicht, dass wir anderen in der Gruppe Frau Weber in besonderer Weise ‚einbinden' müssten, nur weil sie uns nicht *sieht*.

Frau Thoma wendet sich jetzt an Frau Weber: Wie das mit dem ‚Tief' vor einem Jahr gewesen sei. „Meine Schwester – sie ist auch blind – hat sich von der Pflege zurückziehen müssen. Dann ist es für mich ziemlich dicht geworden. Damals hat eine der anderen Schwestern – die beiden sehenden – vorgeschlagen, die Mutter ins Heim zu geben. Das wollte ich nicht."

Ich meine dazu, dass die Geschwister zwar eine andere Strategie vorgeschlagen hätten, aber immerhin nicht unsolidarisch gewesen seien. Herr Muhr nimmt das Stichwort ,Strategie' auf, seine Firma habe ihn einmal auf ein ,fünfzigtausend-Schilling-Wochenende' geschickt, eine interessante Gruppenerfahrung. Still für mich vergleiche ich diesen Preis damit, dass die Jahresgruppen hier kostenfrei ablaufen. Diese etwas sprunghafte Sequenz rundet Frau Weber ab, indem sie erzählt, sie sei in ihrem Alltag voll Dankbarkeit und das Tischgebet und Nachtgebet bilde für sie und ihre Mutter ein festes Ritual – eine gute Strategie.

In den kommenden Sitzungen geht es zunächst um Autorität, im Leben mit Dementen müsse man besondere Führungsstärke haben, meint Herr Muhr. Die dementen Elternteile – nämlich die Mutter von Frau Weber und der Vater von Frau Thoma – erscheinen freundlich und dankbar. Ganz im Gegensatz dazu werden die drei ,nicht-dementen' Angehörigen geschildert: Die eifersüchtige Mutter, die erpresserische Mutter, die verein-nahmende Tante. „Wie könnt ihr so lustig sein, wenn es mir so schlecht geht", ist eines der Statements, die illustrieren, wie es jemandem gelingt, etwa Familienfeste zu sabotieren. Wir sprechen über ,Nähe und Distanz', darüber, dass manche Menschen Nähe fordern, diese dann aber doch nicht ertragen. Ob Frau Thomas Mutter vielleicht die Nähe gar nicht so gut tue?

Frau Weber rät Herrn Muhr, nicht einfach abzuwarten, bis seine Tante so abgebaut ist, dass sie ihn freiwillig loslässt: „Das kommt nicht. Besser, Sie organisieren sich jetzt Auszeiten". Sie selber habe jetzt einige Tage in einem Blinden-Ferienheim verbracht. „Da muss ich niemanden hören und sehen", sagt sie, ganz im Sprachgebrauch der Sehenden, „und für meine Mutter zu Hause hatte ich eine 24-Stunden-Hilfe organisiert". Ein Tagesbetreu-ungszentrum zu besuchen, ist für ihre Mutter nicht möglich, denn sie kann kaum aus dem Haus: Ihr Herz ist schwach, die beiden leben im dritten Stock und es gibt keinen Lift. Einer Haushaltshilfe gegenüber ist Frau Weber (wie eingangs gezeigt) skeptisch.

Auch ich habe meine Vorstellungen zu Herrn Muhr. Ich weiß, dass er vor einigen Jahren eine anstrengende Scheidung erlebt hat, und frage ihn wie nebenbei: „Was würde geschehen, wenn Sie sich jetzt in eine gleichaltrige Frau verlieben?" Er versteht den Bezug zur Tante und antwortet: „Ja, das versuche ich wohl zu vermeiden".

Anderes berichtet Frau Senker, die eine Sitzung ‚gespritzt' hat, weil sie einen Bekannten auf Urlaub begleitete. „Ich hatte eine diebische Freude, mich davongestohlen zu haben, ‚losgeeist', von Ihnen, von der Gruppe – also der Mutter." Sie erzählt einen Traum, in dem ich eine Rolle spiele: „Sie standen da, groß, grau, der Papa halt, der einfordert. Wegsein ist schlimm. Und dann – schlich ich mich lachend davon". Ich bin stolz auf Frau Senker, die sich von der Gruppe und von mir nicht einschüchtern lässt.

Beim nächsten Treffen der Gruppe spricht sie von einem neuerlichen Besuch bei der Mutter: „Sie war fies wie immer, vernichtend, kritisierend; und ich wieder die 13-Jährige …". Erfreut weise ich sie darauf hin, dass sie bisher ‚die Fünfjährige' gewesen sei, jetzt aber bereits ‚13', immerhin ein Fortschritt. Und ich rege an, dass sie beim nächsten Besuch ‚sich selbst als 55-Jährige' mitnehmen und neben sich auf der Küchenbank setzen solle – „mal sehen, was geschieht".

Von Frau Weber hat die Gruppe mittlerweile erfahren, dass sie zwei (sehende) Kinder hat (die ihr soziales Netz verstärken), lange mit Taubblinden gearbeitet hatte und sich vorstellt, nach dem Tod ihrer Mutter Palliativbetreuungen zu übernehmen. En passant haben wir einiges über technische Lebenshilfen für Sehbehinderte gelernt, etwa, wie Frau Weber ihr Smartphone nutzt, E-Mails oder die Zeitung liest.

Herr Muhr gesteht die Phantasie, dass seine Tante ‚die Stiege hinunterfällt‘, was ihm Gefühle zeigt, von denen er noch wenig wusste.

Frau Thoma hat ihre Mutter nach einem Streit und einem töchterlichen „ruf mich an, wenn Du etwas brauchst" sechs Wochen lang nicht gesehen – und als die Mutter dann anrief, sei ‚alles ganz normal und freundlich‘ gewesen. Die Idee, dass der Mutter die Nähe vielleicht gar nicht gut tue, habe etwas für sich, meint sie. Frau Thoma erzählt auch, wie sie für sich ein neues Ritual eingeführt hat: „Ich hab mir immer wieder vorgestellt, wie ich die Tür zur Wohnung meiner Mutter zumache" – darauf habe sie ein heftiges Ekzem auf der Bauchhaut entwickelt, wozu ihr ‚Abnabelung‘ einfällt. Der Vater jedenfalls freue sich immer, wenn sie ihn im Heim besucht.

In der letzten Sitzung berichtet Frau Senker, wie überrascht die Mutter war, als sie, die Tochter ‚ihr neulich als 55-Jährige gegen-übergetreten war‘. Weiter sprechen die Anwesenden über das Gefühl, im selben Boot zu sitzen, über ihr Vertrauen zueinander, das sie überrascht. Dies sei hier anders als in einer bloßen Gesprächsrunde, hier sei viel mehr Beziehung entstanden. „Ich mag Ihre Pointiertheit sehr", sagt Frau Senker zu mir. Interessant, denke ich mir, ich habe in dieser Gruppe doch vor allem staunend zugehört …

IV

Einige Monate nach Ende der Gruppe erfahre ich von Frau Weber, sie habe jetzt eine 24-Stunden-Hilfe gefunden, die sich phasenweise um die Mutter kümmert. Über diese Frau sei sie froh, ihre Anwesenheit entlastet sie sehr, und wo die Dinge im Haushalt liegen, darüber ist man sich auch einig. Von Frau Thoma erfahre ich, ihr Vater sei verstorben. Herrn Muhrs Tante habe „mittlerweile Grund, eifersüchtig zu sein". Ein Nachtreffen der Gruppe ist geplant.

3.
Drei Männer in der Gruppe
Es ist halt nicht alles so positiv ...

I

„Meine Arschloch-Schwester, die habe ich jetzt abgeschrieben für die Betreuung der Eltern!" – Herr Rainer ist frustriert und wütend.

II

Üblicherweise nehmen mehr Frauen als Männer an den Gruppen teil (wie es auch sonst überwiegend Frauen sind, die Angehörige pflegen), fallweise ausschließlich Frauen. Eine Gruppe, an der nur Männer teilgenommen hätten, gab es bisher in meiner Praxis nicht. In der Gruppe, von der ich hier berichte, sind jedoch drei Männer, auf die ich im Folgenden fokussiere.

Albrecht, 57 Jahre alt, Landwirt, geschieden, ein Kind, das nicht bei ihm lebt, ein Bruder, der sich nicht an der Betreuung beteiligt. Herr Albrecht hat einige Jahre seine Alzheimer-kranke Mutter gepflegt, ehe sie ins Altersheim übersiedelte, und besucht sie – und andere Bewohnerinnen des Altersheims – nun täglich. Er hängt sehr an ihr und „möchte, dass sie es schön hat". Auf die Teilnahme an der Gruppe ist er durch eine einjährige Einzeltherapie vorbereitet, von der ich mit seiner Zustimmung im folgenden Kapitel erzähle, er freut sich darauf, an der Gruppe teilzunehmen und andere kennenzulernen, denen es, wie er sagt, „so geht wie mir".

Rainer, 62, pensionierter Erzieher, ledig, keine Kinder, eine Schwester, die sich nicht an der Betreuung beteiligt. Herr Rainer ist vor zehn Jahren zu seinen zunehmend bedürftigen Eltern gezogen, der Vater ist vor drei Jahren gestorben, die Mutter

„hatte nach zwei Wochen Weinen einen Schlaganfall". Das empfindet er als paradox, früher hatte *er* „sie vor dem Vater beschützen müssen". Er möchte lernen „die Mutter nicht öfter als einmal am Tag anzuschreien", will verstehen „was sie absichtlich macht und was nicht". Was er in der Gruppe nicht möchte, ist, „Leute erleben, die an den Lippen eines Leiters hängen". Übrigens habe er schon frühere Gruppenleiter vom Thron geholt. Von ihm fühle ich mich – wenig professionell – persönlich herausgefordert.

Hans, 80, Pensionist, verheiratet, zwei Stieftöchter, ein Bruder. Herr Hans pflegt seine Frau, die langjährige Parkinsonpatientin mit fortgeschrittener Demenz ist, und wird dabei stundenweise von einer Helferin unterstützt. Er hat bereits an einer meiner früheren Gruppen teilgenommen. Seiner Frau weiß er sich verpflichtet, sie „hatten gute Zeiten miteinander", er freut sich über kleine Signale, die ihm zeigen, dass sie noch ein wenig an der Umwelt und an seinem Tun teilnimmt, nimmt aber realistisch wahr, wie rasch sie verfällt. In der Gruppe, sagt er, möchte er sich vor allem mit anderen austauschen.

Eva, 60, Lehrerin, ledig, zwei Schwestern, von denen sich eine an der Betreuung beteiligt. Frau Eva versorgt, gemeinsam mit einer mobilen Hilfe, ihre dement werdende Mutter.

Irmin, 56, Beamtin, geschieden, zwei Töchter. Frau Irmin ist zuständig für die Betreuung der Eltern, einem cholerischen Vater und einer Mutter, ‚die ihm auch nichts schuldig bleibt'.

Sonja, 48, Gesundheitsberaterin, verwitwet, Alleinerzieherin eines Sohnes, eine ältere Schwester (die ebenfalls an der Gruppe teilnimmt). Frau Sonja betreut, abwechselnd mit ihrer Schwester Josefa, die an den Wochentagen verfügbar ist, an den Wochenenden ihre verwitwete Mutter.

Josefa, 51, Hausfrau, verheiratet, zwei jugendliche Kinder, eine jüngere Schwester, die ebenfalls Teilnehmerin der Gruppe ist.

Frau Josefa kümmert sich an den Wochentagen um die allein lebende Mutter.

III

Sitzung 1: Nachdem Albrecht die meisten anderen mit Händedruck begrüßt hat, beginnt die erste Sitzung der Gruppe, indem Rainer sich an Albrecht wendet und sagt: „Ich habe Dir nicht die Hand geschüttelt, aber ich habe keinem hier die Hand geschüttelt". Hans fragt mich, ob noch jemand käme, den er aus der früheren Gruppe kenne.

Ich lehne mich zurück: Aus meiner tiefenpsychologischen Perspektive ist mir schon einiges auf- und eingefallen, das auf einen interessanten Start der Gruppe hindeutet. Ich biete diese Sicht den Anwesenden an – vielleicht zur Verwunderung mancher; aber neue, verwunderliche Aspekte zu sehen, ist, finde ich, jedenfalls eine gute Übung: „Es ist schon viel passiert in dieser Gruppe. Da will jemand anderen nicht zu nahe kommen (Rainer); jemand anderem wieder sind andere zu fern (Hans)".

Ich positioniere mich also als jemand, der ‚versuchsweise' Unzusammenhängendes in einen neuen gemeinsamen Kontext stellt. Ob die TeilnehmerInnen dies als Anregung verstehen, auch ihrerseits Denkkonventionen beiseitezulassen und Ereignisse, Erinnerungen usw. einmal aus neuen Blickwinkeln zu betrachten? Oder ob sie den Leiter nur für ‚schrullig' halten?

Im Weiteren wird die Sitzung von den TeilnehmerInnen durchaus genutzt, man lässt sich tief ein. Ohne dass ich eingreife, erzählen einige Anwesende von ihrer Erziehung. Eva und Albrecht treffen einander in Schilderungen von Lieblosigkeit, Gewalt und Nazi-Ideologie ihrer Bezugspersonen; Irmin und Eva sind beide bei ihren Großmüttern aufgewachsen; Sonja und Josefa, die beiden Schwestern, sind sich einig, dass sie eine gute Kindheit hatten.

Hans und Rainer schweigen über ihre Kindheit, aber Hans erzählt betroffen: „Bei meiner Stieftochter ist mir nur einmal die Hand ausgerutscht, ich war nervlich am Ende", und Albrecht meint trocken: „Ich hab meinen Buben nur zurückgeschlagen, wenn er mir ans Schienbein getreten hat".

Über die jetzige Beziehung zu den betreuten Personen sprechen die TeilnehmerInnen zurückhaltend. Da die Stimmung in der Gruppe aggressiv ist, ja gewalttätig scheint, versuche ich auch nicht, mehr über die derzeitige Verbindung zu den Eltern zu erfahren; im Gegenteil sage ich der Gruppe, dass sie viel gearbeitet habe, bei sich selbst geblieben sei, die Angehörigen ein Stück weit draußen lassen konnte. Im Gegensatz zu anderen Gruppen hatte sich hier bisher keine konventionelle Vor-stellungsrunde ergeben.

Sitzung 2 beginnt, indem Rainer spöttisch in die Runde fragt: „Ist Albrecht diesmal deshalb nicht da, weil ich ihm letztens nicht die Hand gegeben habe?". Ob dies eine Entschuldigung oder ein Triumph ist, ist mir nicht eindeutig. Auch frage ich nicht, was ‚die Hand geben' für Rainer bedeutet. Albrecht erscheint dann einige Minuten verspätet.

Die Sitzung wird im Weiteren durch Sachfragen und Pflegetipps ‚entschärft', die die TeilnehmerInnen untereinander austauschen. Sonja sagt, sie habe Hans beim vorigen Mal einen Tipp gegeben, aber er nehme ja gar nichts an. Hans, der ihre Kritik an ihm entweder nicht oder als Beziehungsangebot versteht, dankt ihr freundlich für die Tipps und sagt, dass es ihm in der Gruppe immer so gut tue, reden zu können. Sonja scheint die Ironie dieses Aneinander-vorbei-Redens zu bemerken, sagt aber nichts mehr. Albrecht meint: „Es ist halt nicht alles so positiv!"

Darauf schimpft Rainer über seine Schwester, die er jetzt für die Betreuung der Eltern abgeschrieben habe. Nachdem die auf-gebaute Spannung sich in einem Kraftausdruck entladen hat, sage ich zu ihm, dass er hier in der Gruppe vielleicht auf kooperativere Schwestern treffen könne. Darauf er, er sei ja hier, weil er Probleme habe, und daher könne er den ganzen Teppich voll- (er ersetzt dann einen anderen gedachten Ausdruck, ich nehme an ‚vollkotzen' durch) „voll-weinen".

Der bisherige Verlauf der Sitzung ist interessant, hat aber nach meinem Gefühl nicht zu befriedigenden Kontaktaufnahmen oder besonderem gegenseitigem Verständnis geführt. Ich thematisiere das nicht. Sonja reagiert auf die Situation in alltagskompetenter Weise, indem sie sagt, sie habe sich eigentlich eine Vorstellungsrunde gewünscht. Irmin geht darauf ein mit: „Sie müssen sich halt einbringen, wenn es nicht so läuft, wie Sie wollen, Sie können mitgestalten", was ich für sehr konstruktiv halte; es kommt aber auch in dieser Sitzung nicht zu einer solchen Runde, man bleibt einander diesbezüglich fremd.

Nach Schluss der Gruppe, während die anderen TeilnehmerInnen den Raum verlassen und ich wie gewohnt auf meinem Sessel sitzen bleibe, tritt Rainer auf mich zu und reicht mir die Hand. Im Vergleich mit dem Beginn der ersten Sitzung verstehe ich dies als Beziehungsangebot an mich und die Gruppe, bleibe aber sitzen, während wir einander die Hände schütteln.

Zu Beginn der *Sitzung 3* sitze ich nicht an meinem bisher gewohnten, sondern an einem anderen Platz im Sesselkreis. Dies führt dazu, dass die TeilnehmerInnen sich an starre Sitzordnungen ihrer Kindheitsfamilien und an autoritäre väterliche Ansprüche erinnern und davon erzählen. Rainer spricht von mir statt vom ‚Psychotherapeuten' als von einem ‚Psychoterroristen' und erzählt, dass er einen Vorgänger ‚in nur einer Stunde demoliert' habe – und hier sei er jetzt schon das dritte Mal. Im Rückblick sehe ich dies – wie das Händeschütteln letztens – als Beziehungsangebot. In der aktuellen Situation aber antworte ich in trockenem Ton: „Ich sehe es mit Rührung", lasse ihn also, salopp gesagt, ‚auflaufen'. Ich bedauere mein Bonmot erst, als andere TeilnehmerInnen auf seine Kosten zu lachen beginnen.

Ohne dass ich das Gefühl habe, wieder ganz in eine unparteiische Haltung zurückgefunden zu haben, beende ich die Sitzung (wie üblich) pünktlich nach 90 Minuten, was Rainer kommentiert mit: „Herr Endler wird ja bis hierher bezahlt". Ich kommentiere dies nicht (etwa mit dem Hinweis, dass ich häufig ehrenamtlich arbeite). Hans wird mir später mitteilen, dass er ‚sich für Rainer schämen müsse'.

In *Sitzung 4* berichten TeilnehmerInnen von Träumen. Sonja erzählt, sie habe kurz nach Beginn der Gruppe von ihrem (und Josefas) Vater geträumt, das sei seit seinem Tod schon lange nicht der Fall gewesen; er sei gegangen oder gelaufen, sie habe ihn nur an seinem Namen erkannt. Rainer erzählt von einem älteren Traum, in dem er tot ist und ihm die Haare abgeschnitten werden. Albrecht meint, im Traum sei er meistens der Dumme, habe etwas falsch gemacht. Irmin spricht von Kindheitsträumen vom Fliegen, Eva, dass sie auch jetzt manchmal vom Fliegen träumt, total frei ist. Mir fällt auf, dass die Traumthemen ineinandergreifen (Tod – Beschnitten-/Kastriertsein – der Dumme sein; Fliegen – frei sein). Hans trägt keinen Traum bei.

Ich versuche, die GruppenteilnehmerInnen über die Träume wechselseitig in mehr Kontakt zu bringen. Dies fruchtet nicht und ich nehme an, die Themen waren zu ‚heiß', zu stark mit Aggression besetzt und die Gruppe hatte sich bisher zu wenig in Sicherheit fühlen können.

Im Folgenden sprechen die Anwesenden über Träumen im Allgemeinen, Erinnern, Aufschreiben oder nicht. Die Stimmung ist freundlich, Irmin meint abschließend, sie wolle heute gar nicht weggehen … In dieser Sitzung ist es zu keiner weiteren Kraftprobe zwischen Rainer und mir (oder einem der männlichen Gruppenteilnehmer) gekommen.

In *Sitzung 5* geht es vor allem darum, ob die eigenen Bemühungen in der Betreuung anerkannt werden oder nicht. Albrecht ist es genug, dass seine Mutter „so zufrieden ist"; dies

ruft allgemeine Sympathie hervor. Rainer beschwert sich
ausführlich, dass seine Mutter seinem ‚Programm', das sich vor
allem auf Ernährungsvorschriften, Hygiene und geregelten
Fernsehkonsum bezieht, nicht folgen will; dies wird mit
Befremden aufgenommen. Hans erzählt, von seiner Frau be-
komme er jetzt eigentlich kaum mehr Resonanz, „Es kommt
praktisch nichts mehr zurück"; darauf reagiert die Gruppe mit
Teilnahme und Mitleid.

Schließlich wird das Thema ‚Gesundheitssystem' aufgenommen,
diesem könne man oft nicht recht trauen. In diesem Gespräch
nennt Albrecht Herrn Rainer in vordergründig scherzhaftem Ton
einen Querulanten, worauf dieser verstummt.

In dieser Sitzung reflektiere ich, wer noch etwas von seinen
Angehörigen ‚bekommen' will, was er oder sie aber nicht
erhalten kann; was die Einzelnen bekommen haben, was nicht;
warum Einzelne noch immer darum kämpfen.

In *Sitzung 6* berichtet Irmin, ihr Vater habe sie gebeten, ihn
‚gehen zu lassen', d.h. eine lebensverlängernde Maßnahme
abzusetzen. Rainer meint, wenn seine Mutter eines Tages ins
Heim komme, kann er die Verantwortung ganz und gar abgeben,
das wäre für ihn ‚gehen lassen'. Albrecht sagt dazu, seit seine
Mutter im Heim sei, ist das der ‚Zieleinlauf'. Es gehe ihm darum,
es noch schön zu haben miteinander. Hans erzählt von früheren
Jahren, als seine Frau ihn noch erkannt, ihm beim Füttern und
Wickeln noch Zeichen gegeben hatte.

Hier gibt es also recht verschiedene Perspektiven, was ‚gehen'
bedeuten kann. Die Stimmung ist intensiv. Zum Abschluss der
Sitzung sagt Sonja, dass es ihr diesmal ‚sehr gut gefallen' habe.

Zu *Sitzung 7* erscheinen Eva, Rainer und Hans nicht. Telefon-
gespräche im Anschluss ergeben: Eva sagt, sie halte Rainer in der
Gruppe nicht mehr aus, sie komme nicht mehr. Positiv gesagt hat
sie es geschafft, aus einer für sie unersprießlichen Situation

auszusteigen, sie muss ‚nicht alles ertragen'. Trotzdem frage ich mich, was ich hätte tun können, um sie besser zu schützen.

Rainer komme nicht mehr, weil er meint: „In der Gruppe ist ja alles ein bisserl fad". Hier vermute ich, dass sich jemand selbst im Weg steht, mehr über sich und den Umgang mit anderen zu erfahren. Ich meine aber auch, dass ich mit mehr innerem Abstand ‚passender' auf ihn hätte reagieren können.

Hans, der weiterhin seine Frau pflegt, erzählt sehr bewegt, die Gruppe brauche er nicht mehr: „Ich habe trotz meiner 80 Jahre noch eine Freundin gefunden. Es ist wie im Märchen". Ich gönne ihm die neue Entwicklung von Herzen.

In *Sitzung 7* besteht die Gruppe also aus Frau Irmin, Frau Sonja, Frau Josefa, Herrn Albrecht und mir. Von der Konstellation her (einige Frauen, ein Mann) ist dies eine Gruppe, wie ich sie öfter erlebe. Ich weiß, dass die weitere Arbeit fruchtbar sein wird; und so ist es in den folgenden Sitzungen auch.

Zur letzten – der zehnten – Sitzung bringen alle (!) diese TeilnehmerInnen Kuchen mit; ich deute: „Um die Gruppe und uns gegen-seitig noch ein wenig zu nähren".

IV

In dieser Gruppe habe ich besonders viel über ‚Männer', einschließlich mich selbst, gelernt.

4.
Zwischen Abhängigkeit und Pflicht
Ein guter Sohn

I

„Meine Mutter", erzählt Herr Albrecht, „hatte mehrere Ab-treibungen, mit der Stricknadel, wie man das damals bei armen Leuten halt so gemacht hat. Bei meinem Bruder und mir ist es ihr aber nicht gelungen".

Er beschreibt die Mutter als überfordert, dem Vater ausgeliefert. Die beiden Buben gehen dazwischen, wenn er die Mutter schlägt. Mittlerweile ist die Mutter eine betagte Alzheimer-Patientin und seit zwei Jahren pflegebedürftig. Herr Albrecht hängt sehr an ihr, ist ein ‚guter Sohn‘. In einer der Sitzungen mit mir bricht es jedoch aus ihm heraus: Dass er es nicht mehr aushält, so nahe bei seiner Mutter zu sein.

II

Herr Albrecht, 56 Jahre alt, erscheint zu Beginn der Therapie mit eingefallener Haltung und mühsamem Gang. Er ist in seiner kleinen Landwirtschaft tätig, die aber eher Investitionen fordert als dass sie Gewinn einbringt. Er ist unverheiratet, aus einer früheren Beziehung stammt ein Sohn, mit dem er kaum Kontakt hat. Herrn Albrechts Mutter lebt in einer Stadtwohnung. Zeitweise fährt er täglich zu ihr, zeitweise wohnt er bei ihr, wobei er dann täglich zur Landwirtschaft pendeln muss.

Er scheint mir depressiv, verbittert mit dem Gefühl, im Leben zu kurz gekommen zu sein. Mein Anliegen ist es, ihn zu unter-stützen, die Abhängigkeit zu lösen, sein Leben zu erleichtern, und doch die Beziehung zur Mutter aufrecht zu erhalten.

Als Ziel der Therapie wünscht Herr Albrecht sich, „dass es im Alltag besser geht mit dem, was so zu tun ist".

III

Ich treffe Herrn Albrecht ein Jahr lang in unregelmäßigen Abständen jeweils eine Stunde. An dieser Stelle möchte ich einmal meine Arbeitshaltung beschreiben: Ich baue eine Beziehung auf, damit wir daran arbeiten können, dass er mit der Pflegesituation gut zurechtkommt. Herr Albrecht sollte diese Lebensphase nutzen können, sich an der Schwelle zum eigenen Alter mit eigenen Belastungen und Zwiespältigkeiten auseinanderzusetzen und Ressourcen zu aktivieren. Wichtig für mich ist es, zugewandt und aufmerksam zu sein und nicht zu bewerten. Fallweise frage ich nach oder verstärke Aspekte, die er geäußert hat. Eigene Meinungen und ,kluge Einfälle' zu dem, was er sagt, entwickle ich zwar für mich, spreche aber meist nicht darüber. Meine eigenen inneren Reaktionen nehme ich so gut wie möglich wahr; ich verstehe sie als eine Art Kompass für meinen Weg als Therapeut.

Herr Albrecht beginnt die erste Stunde mit der Bemerkung: „In meinem Leben ist nichts so geworden, wie ich es mir gewünscht habe": Partnerschaft, Familie, Gesundheit, Brotberuf ..., worauf ich ihn frage, was er sich am meisten wünsche; darauf er: „Ein bisserl mehr selbstbestimmt sein".

Die ersten Stunden, in denen wir einander treffen, verlaufen streckenweise mit Wiederholungen, indem Herr Albrecht lange Ausführungen über ,die Frauen' oder ,die Pfaffen' hält. Als er sagt: „Ich bin so froh, reden zu können", meine ich zu verstehen, dass er hier wohl indirekt auch über seine Mutter und seinen Vater klagt.

Herr Albrecht erzählt also von seiner Mutter und den Abtreibungen, ihrer Überforderung, dem gewalttätigen Vater. Geld sei nie dagewesen: „Aber komisch, geraucht haben sie beide".

Die Szenerie der Kindheit ist teilweise (auch) deswegen morbide, weil die Familie im Pförtnerhaus eines Friedhofes lebte.

In der Folge sind es weiter die belastenden Themen, die er in den Stunden oftmals wiederholt. Meine Einfälle dazu sind, dass Herr Albrecht sozusagen auslotet, ob es – in meiner Person – jemanden gibt, der ihn nicht loswerden (abtreiben) will, der nicht überfordert ist, dessen Launen er nicht ausgeliefert ist, der mit ihm eine Situation teilt, die nicht morbide ist.

Meine Haltung scheint ihn zu ermutigen, sich auch emotional auf seine Erinnerungen aus der Kindheit einzulassen und Hilflosigkeit, Schrecken, Trauer zu fühlen.

Von der aktuellen Situation berichtet Herr Albrecht immer wieder. Dass er an seiner Mutter hängt und seine Pflichten erfüllen will, wurde schon erwähnt. Sein Zugang ist pragmatisch: „Als Landwirt fragt man auch nicht, ob man das Vieh jetzt füttern mag".

Dass er sein Pflichtgefühl immer wieder betont, lässt mich allerdings auch daran denken, dass er vielleicht Zwiespältigkeit abwehrt. Ich verbleibe aber in meiner Funktion des Aufnehmens, Zuhörens, interessierten Abwartens.

Im fünften Monat der gemeinsamen Arbeit verstärkt sich die Klage, dass er wegen der zwei Wohnsitze (in der Landwirtschaft, wo er die Tiere versorgen und bei der Mutter, die er pflegen muss) mit seiner Zeit, seiner Arbeitskraft, seinen finanziellen Mitteln und gesundheitlich nicht zurechtkomme.

Sein Bruder beteilige sich überhaupt nicht, habe ein schlechtes Verhältnis zur Mutter. Eine Pflegehilfe komme nicht in Frage. Ich verlasse hier die Position des zurückhaltenden Abwartens und zeige mich besorgt über seine Lage, einerseits, um die Spannung für ihn zu mildern, andererseits, um zu signalisieren, dass mir die Situation ernst scheint und auch aus meiner Sicht etwas geschehen sollte. Zudem frage ich, ob nicht auch der Bruder Pflichten habe.

In der folgenden Sitzung teilt Herr Albrecht sehr impulsiv mit, er halte es nicht mehr aus, so nahe bei seiner Mutter zu sein. Ich verstärke, was er gesagt hat, indem ich es wie beiläufig wiederhole. In mir taucht der Einfall auf, in dieser fast inzestuösen Konstellation könnten beide Teile unbewusst versuchen, das Grauen der versuchten Abtreibungen rückgängig zu machen. Dieser Weg erscheint zwar nicht zielführend, dennoch vermute ich, dass beide Seiten sich aus-söhnen wollen. Da Herr Albrecht sich strikt weigert, fremde Pflegehilfe anzunehmen oder den Bruder einzubeziehen (und so das Nähe-Distanz-Verhältnis zwischen sich und seiner Mutter neu zu regeln), sehe ich zu diesem Zeitpunkt allerdings nicht, wie diese Aussöhnung zu erreichen wäre.

In weiteren Sitzungen zeigt sich, dass die belastende Situation sich zuspitzt. Herr Albrecht sagt z.B.: „Es is mir zuviel, i dermog's net".

In einer Sitzung im sechsten Monat lässt mich Herr Albrecht wissen, dass ihm eine Niere entfernt werden müsse, also eine schwere Operation bevorsteht. Während er im Krankenhaus ist, würde seine Mutter in ein Übergangsheim kommen. Diese Möglichkeit scheint ihn zu erleichtern, obwohl er sich auch sehr besorgt zeigt, ob es der Mutter dort gut gehen wird: „Sie ist ja verwirrt, menschenscheu und wird sich nicht zurechtfinden".

Sorgen über sich selbst äußert er nicht. Ich beruhige ihn wegen des Heimes und wünsche ihm alles Gute für seine Operation. Wir vereinbaren einen nächsten Termin nach seiner Genesung. Meine Phantasie, dass seine Krankheit einen notwendigen Schritt zur Lösung des Abhängigkeitsproblems eingeleitet haben könnte, teile ich Herrn Albrecht nicht mit.

Zur Sitzung, die nach seiner Krankheitspause folgt, erscheint Herr Albrecht nicht mehr mit hängenden Schultern, sondern auffallend aufrecht. Dies hat er in allen weiteren Sitzungen und auch bei späteren Zusammentreffen beibehalten.

Seine Operation sei gut verlaufen (mir fällt erfreut auf, dass er hier zuerst von sich selbst spricht) und seine Mutter sei in der fremden Umgebung erstaunlich zufrieden. Sie sei sogar leutselig und die anderen HeimbewohnerInnen freuten sich, dass sie mit ihnen spricht: „Sie haben ja sonst keine Ansprache, traurig ist das dort".

Während er also mit der neu geregelten Situation gut zurechtkommt, taucht wieder sein früherer Hang zu Tiraden auf, diesmal auf ‚das Heim‘, ‚die Heimleitung‘, ‚das Personal, das für nichts Zeit hat‘.

Ich lenke seine Aufmerksamkeit auf Details, die er in früheren Sitzungen aus seiner Kindheit erzählt hatte, wobei sich Bilder vom ‚Friedhof‘, dem Arbeitsplatz seiner Eltern, und dem Altenheim zu überlagern scheinen. Seine Mutter würde in diesem (Übergangs-)Heim ‚verrecken‘, und er werde einen ‚ordentlichen‘ Heimplatz für sie suchen. Die Möglichkeit, die Mutter wieder zurück in ihre Wohnung zu holen, wird weder von Herrn Albrecht noch von mir erwähnt.

Durch das Pflegegeld und dadurch, dass der Bruder jetzt einen finanziellen Anteil übernimmt und die Zinswohnung aufgelassen wird – Herr Albrecht hat ja seine Landwirtschaft – lässt sich ein anscheinend geeigneter Heimplatz finden. In diesem ländlichen Altenheim ist Herr Albrecht ein gern gesehener Besucher, der sich um seine Mutter, ihre dortigen neuen Bekannten und um weitere Heimbewohnerinnen kümmert: „Die haben ja sonst niemanden".

Das soziale Netz der beiden hat sich deutlich erweitert und verdichtet.

Erst jetzt gestattet er sich ‚zu leben' – übrigens nicht nur zu seiner Freude, sondern auch zur Freude seiner Mutter und der weiteren Umgebung.

Seitdem seine Mutter im Altersheim untergebracht war, begann ein regelmäßiger Kontakt zwischen Herrn Albrecht und seinem Sohn. Insgesamt stärkte die neue, wenn auch nicht ganz frustrationsfreie Beziehung zu seinem Sohn Herrn Albrechts Beschäftigung mit der Zukunft.

Nach einem Jahr endet die vorgesehene Zeit der Einzeltherapie. Hatte Herr Albrecht zu Beginn nur gesagt, er sei „so froh, reden zu können", so ergänzt er jetzt: „Man sieht manches klarer".

IV

Nach Abschluss der gemeinsamen Einzelarbeit lade ich Herrn Albrecht ein, an einer der von mir geleiteten analytischen Angehörigengruppen teilzunehmen (wir haben ihn im vorangegangenen Kapitel erlebt).

Mittlerweile ist seine Stimmung deutlich aufgehellt, er kann recht gut benennen, was ihn belastet, quält oder stört; er kann seine Interessen (gegenüber dem Bruder, der Ex-Partnerin, der Mutter) vertreten; er nimmt Teil am Leben anderer Menschen (nicht nur seiner Mutter) und er wird sich auch zunehmend bewusst: Er ist willkommener Teil des Lebens anderer – der Mutter, der HeimbewohnerInnen, ein wenig auch seines Sohnes.

Bei einem auf diese Jahresgruppe folgenden zufälligen Zusammentreffen berichtet er mir: „Die Mama ist gestorben". Zudem erzählt er, dass er in zwei Volksmusik-Chören aktiv ist.

5.
Ihm seinen Willen lassen?

Im Leben und im Sterben ...

I

„Mein Mann hat heute Nacht seinen Weg hier beendet" schreibt mir Frau O. in ihrer SMS-Nachricht, und wir vereinbaren einen Termin. „Am sicheren Ort", d.h. in meiner Praxis.

II

Und jetzt sitzt sie vor mir, diese tapfere, etwa 70-jährige Frau, und ich erinnere mich an vieles, was sie mir in den vergangenen Jahren in unseren Sitzungen, die alle ein bis zwei Monate stattgefunden haben, über ihren Mann erzählt hat: Vor seiner Pensionierung war er ein hochrangiger Akademiker, auch danach pflichtbewusst, geordnet; Familienmensch, verlässlich. Seit fast zehn Jahren suchte ihn eine Vielzahl von Erkrankungen heim, am Weihnachtsabend vor vier Jahren konnte er am Klavier die bekannten Lieder nicht mehr spielen, es fehlten ihm immer mehr Worte und die Übersicht über seine Sätze, später auch oft die Übersicht über seine Gedanken. Vor zwei Jahren begann er, stark abzunehmen. Dass er Blut im Stuhl hatte, versuchte er vor seiner Frau zu verbergen. Zwei Dinge wünschte er sich stets: Zu Hause leben, bis es aus ist; und: Keinen Arzt sehen.

III

Ich erinnere mich, wie Frau O. mich gebeten hat, sie zu unterstützen, ihrem Mann diese seine Wünsche zu erfüllen. Herrn O.s Anliegen habe ich versucht zu verstehen: Will er der Natur ihren Lauf lassen? Will er nicht in die letzte Nacht der Demenz versinken, sondern einen Darmkrebs dieser zuvorkommen lassen? Frau O., die ihren Mann seit einem halben Jahrhundert kennt, hielt das für möglich. Im Vordergrund steht aber, dass ihr Mann sich mit eiserner Selbstdisziplin aufrecht hält, bedächtig und sorgfältig ausführt, was er im Alltag noch tun kann, mit höchster Achtsamkeit und Konzentration geht, isst, trinkt, sich an- und auskleidet. Dass er also sein Leben im Griff hat und man ihm diese Kontrolle entrisse, wolle man gegen seine Anliegen handeln. Und dass es sein Wille ist, der ihn aufrecht hält und ihm das Gefühl gibt, er selbst zu sein.

In unseren Sitzungen hat mir Frau O. erzählt, wie besorgt Bekannte und Freunde um ihn gewesen waren: Dass doch abgeklärt werden müsse … dass doch unternommen werden müsse … dass man solchen Starrsinn doch nicht ernst nehmen könne …

Frau O. aber hat den ‚Eigensinn' ernst genommen, wie sie ihren Mann und seine Eigenheiten Jahrzehnte lang ernst genommen hat. Und ihn deswegen und trotzdem geschätzt hat. Mit dem sie Kinder hat und ihren eigenen Beruf trotzdem hat verwirklichen können. Mit dem sie Konzertbesuche und Reisen geteilt hat, Gefühle und Gedanken.

Aus irgendeinem Grund scheint sie in mir einen Verbündeten ihres Mannes zu sehen, vielleicht einen Interpreten für den sich verwirrenden Geist eines kranken Mannes überhaupt. Ich muss zugeben, dass ich Herrn O. einigermaßen zu verstehen meine, aber meinen ersten Arbeitsauftrag sehe ich darin, ihren, Frau O.s, Weg zu begleiten.

Dieser Weg besteht nun aber zum Teil darin, ihrem Mann zu helfen, seinen Eigenheiten treu zu bleiben. Das wird deutlich, wenn sie z.B. erzählt: „Ich sehe, er kommt in der Küche mit den Tellern und dem Geschirrtuch nicht zurecht, und will ihm helfen … Er wird gereizt, ich müsse ihn lassen … Ich lasse ihn, gehe aus der Küche … Er überlegt und plant, macht methodisch einen Schritt nach dem anderen …" Er schafft seine selbst gewählte

Aufgabe. Dieses eine Mal noch hat er sie sich gestellt und sie geschafft.

Ihr Mann ist aber nicht nur wagemutig, sondern auch vorsichtig: „Wenn die Kinder zu Besuch kommen, setzt er sich vorher auf einem Sessel zurecht und steht während des Kaffees nicht mehr auf. Sie sollen nicht sehen, wie wackelig er ist." Und ihr Mann kann auch verzweifeln und weinen, wenn er einsehen muss, dass etwas nicht mehr gelingt. Als sie mir das erzählt, weint Frau O. auch.

Ihr Weg besteht aber ebenso darin, ihrer zwar nicht selbst gewählten, aber ergeben und würdevoll angenommenen Aufgabe als Pflegerin, Coach, Seelsorgerin usf. gerecht zu bleiben: Qualitäten und Kenntnisse dafür hat sie genug, überlege ich; ihr Brotberuf mit beeinträchtigten Menschen hat sie vorbereitet, ihre Vorliebe für die geistlichen Lebenshelfer Anselm Grün und David Steindl-Rast stützt sie.

Aber wie viele Nächte mit zerhacktem Schlaf würde sie aushalten, als ihr Mann beginnt, die Nacht zum Tag zu machen, als diverse Gebrechen immer stärker werden? Ich erinnere mich, wie ich ihr – nicht wirklich analytisch-therapeutisch, sondern rein praktisch – nahelege, erstens eine Pflegekraft zu organisieren und zweitens selbst einen Arzt aufzusuchen. Das Zweite ist leicht und wird mit besserem Nachtschlaf belohnt. Das Erste – die Pflegekraft – ist zunächst nicht, dann nur schwer durchzusetzen: Herr O. will niemand Fremdes im Haus, schon gar nicht jemanden, der die Kompetenz haben könnte, ihn in ein Krankenhaus zu bringen.

Nach meinem Gefühl sollte die ‚Ehrfurcht vor der Würde des Eigensinns' dort aufhören, wo andere zu Schaden kommen. Mag Herr O. sich selbst gefährden, indem er der Bedrohung durch diverse Erkrankungen nichts entgegensetzt – Frau O., seine Nächste, sollte er nicht in die heillose Überforderung bringen.

Nach mehreren Monaten gelingt es, einen akzeptablen männlichen Helfer zu finden, der fallweise ‚zu Besuch kommen' kann. In dieser Zeit, scheint es mir, kann ich Frau O. mit meinen ‚branchenüblichen' therapeutischen Methoden gut darin unterstützen, zu sich zu kommen, bei sich zu bleiben – hier bringt die gesetzte Dame ohnehin ein erstaunliches Rüstzeug aus den Archiven der Meditation mit. Vorsichtig explorieren wir auch ihre frühen Bindungen zu den Eltern; ja, die Persönlichkeit des Vaters könne etwas mit der Wahl ihres Lebenspartners zu tun gehabt haben. Und wir explorieren ihre Ehe in gesunden Tagen; ich sehe zwei autonome Persönlichkeiten, die einander den Rücken freihalten, „nicht aneinander kleben – ich bin Morgen-, er Abendmensch", wie sie sagt, aber auch eine eingeschliffene ‚traditionelle' Rollenverteilung mit einem respektierten Familienoberhaupt.

Ich lasse Frau O. in dieser Zeit – in der Phantasie, wohlgemerkt – einige Reisen zu ‚sicheren Orten' unternehmen, die sie immer wieder zu einem See im Salzkammergut führen. Meine therapeutische Zurückhaltung wird auf eine harte Probe gestellt, Frau O. *nicht* mitzuteilen, wie gut ich genau diesen See kenne und wie lieb er auch mir ist.

Beginnendes mehrfaches Organversagen führt Herrn O. schließlich doch ins Krankenhaus, aber nur, um mit dem Bescheid, häusliche Pflege sei das Beste für ihn, entlassen zu werden. Im letzten Monat ist eine Pflegerin Dauergast im Hause, der verständnisvolle Hausarzt kommt jetzt nicht mehr unter dem Vorwand, Frau O. zu besuchen, sondern ohne solche ‚Tarnung' zu Herrn O.

Ob es ein psychotherapeutischer Kunstfehler ist, dass ich Frau O.s SMS-Nachricht, ihr Mann sei gestorben, mit einem Foto von jenem Salzkammergut-See, an dem ich gerade (realen) Urlaub mache, beantworte?

IV

Die kurz nach diesem Austausch folgende Sitzung, zu der wir uns jetzt zusammengefunden haben, ist jedenfalls von Trauer und von Erleichterung geprägt, von Furcht vor der Leere und von Besorgnis wegen der nun anstehenden Aufgaben, vor allem aber nehme ich eine Liebende wahr, die den Geliebten gut begleitet hat.

„Ich habe ihm so gewünscht", sagt sie, „dass er daheim gut gehen kann". In dieser Sitzung erzählt sie mir auch einen Traum, den sie drei Wochen zuvor gehabt hat: „Am Bahnhof, vor dem Zug, ich verabschiede mich von einem Mann und denke: ‚Schade, mit dem hab ich mich so gut verstanden'. Erst beim Aufwachen fällt es mir auf: Das ist er, ich habe mich von meinem Mann verabschiedet!"

6.

Großvater betritt die Gruppe

Warum im Vorgarten des Todes arbeiten?

I

Seit meiner Kindheit bin ich gerne mit alten Menschen umgegangen. Weil ihr Lebensrhythmus jenseits des Alltagsgetriebes mir ein angenehm langsamer schien, weil sie Unwichtiges hinter sich gelassen, eine gewisse Übersicht gewonnen hatten. Weil dies half, ‚wesentlich' zu werden. Später bin ich bei ihnen oft einer entspannten Einstellung zum Lebensende begegnet nach dem Motto ‚wenn es Nacht wird, ist der Tag zu Ende'. Dass diese ‚naturnahe' Haltung nicht faschistoid missbraucht wird, dafür hat mich die Auseinandersetzung mit einem meiner Großväter sensibilisiert.

II

Die Gruppe, von der ich hier berichte, besteht aus drei Frauen und einem Mann, alle über 50. Eine Teilnehmerin ist 85 Jahre alt.

III

Zu Ende des Vorgesprächs erzählt mir die alte Dame, sie habe in ihrer Jugend, d.h. in der Nachkriegszeit, über eine Schulfreundin einen ‚Dr. Endler' gekannt, sie durfte seine Familie und ihn auf wunderbare Bergtouren begleiten. Einmal habe man den Großglockner bestiegen, erzählt sie, man sei erst spät am Tag aufgebrochen („um oben den Sonnenuntergang zu erleben") und eine der beiden Seilschaften (die sein Sohn geführt habe) sei erst lange nach Einbruch der Dunkelheit wieder in der Hütte gewesen. Ob ich mit diesem Dr. Endler verwandt sei?

In dieser Schilderung erkenne ich unzweifelhaft meinen Groß-vater und im Führer der zweiten Seilschaft meinen Vater wieder, begnüge ich mich aber mit einem allgemeinen „Irgendwie sind ja alle Menschen miteinander verwandt".

Die erste Sitzung mit der Gruppe verläuft sehr konstruktiv. Als Letzte, die mit mir abschließend noch im Raum ist, sagt die Teilnehmerin, sie sei jetzt sicher, dass ich mit dem ‚Dr. Endler' verwandt sei, weil offenbar ja auch ich im Regen mit dem Fahr-rad fahre (was sie beobachtet hat). Ich widerspreche ihr nicht.

Den Hang meines (mittlerweile seit Jahrzehnten verstorbenen) Großvaters zu abenteuerlichen Unternehmungen kenne ich gut, hier fühle ich mich ihm sehr verwandt. Gerade deshalb scheint es mir wichtig, als Leiter der Gruppe hier nicht in die Rolle einer ‚unverantwortlichen Führungsperson' gedrängt zu werden. Dass man eigentlich viel zu spät aufgebrochen war und dass die zweite Seilschaft erst gegen Mitternacht wieder die Hütte erreichte, hatte ich zwischenzeitlich von einer meiner betagten Tanten, damals ebenfalls ein junges Mitglied der Seilschaften, im Detail erfahren.

Auch in der zweiten Sitzung arbeitet die Gruppe sehr gut. Die Teilnehmerin erzählt die Anekdote von ‚Dr. Endler' und dem Großglockner in der Runde und resümiert schließlich zur unfrei-willigen Nachtwanderung: „Das war ein Abenteuer; wie es vorbei war, haben wir gesagt: Es war toll!". Die anderen Teil-nehmerInnen kommentieren dies nicht, sondern kehren rasch zu ihren Themen im ‚Hier und Jetzt' zurück. Was sollen sie auch mit einer Information, den Großvater des Leiters betreffend, im Gruppenprozess anfangen, denke ich mir.

Meine Sorge, dass ich hier eine Hypothek, die mein Großvater eingegangen war, würde ‚zurückzahlen' müssen, scheint also unbegründet. Allmählich dämmert mir aber, dass es nicht eine Hypothek als Seilschaftsführer ist, die ich fühle, sondern Groß-vaters Haltung im ‚Dritten Reich': In einer Gesellschaft, die

Stärke und Überlegenheit kultiviert und Schwäche und Hinfälligkeit verachtet hatte. Die versucht hatte, ‚Behinderung' gnadenlos auszumerzen.

Die Gruppe arbeitet auch in den weiteren Sitzungen intensiv und ausgewogen, es geht vor allem um Ambivalenz, um Nähe/Distanz-Verhältnisse zwischen den Anwesenden und ihren pflegebedürftigen Verwandten, um Heimunterbringung und um schlechtes Gewissen. Solche Themen erfordern einen gewissen inneren Abstand, will man sie konstruktiv bearbeiten. Sie brauchen auch eine gute Balance zwischen Mitgefühl und Vernunft.

Ich überlege, was ich dafür der Auseinandersetzung mit der NS-Geschichte verdanke: Dass ich motiviert bin, Menschlichkeit vor Macht zu stellen. Dass ich sensibilisiert bin, wenn von ‚Wert' und ‚Unwert' eines Lebens die Rede ist. Dass ich mich vor diesem Hintergrund relativ sicher fühle, trotzdem eine pragmatische Einstellung zum Tod zu haben.

Die Zeit bis zum nächsten Treffen mit der Gruppe nutze ich, um mich in Bezug auf meinen Großvater und dessen Hypotheken innerlich so zu positionieren, wie es meinem Erwachsensein entspricht – in Erinnerung an eine Adoleszenzkrise, eine religiöse Wegstrecke und lange psychoanalytische Reflexion, u.a. unter Anleitung eines fast 80-jährigen jüdischen Analytikers, passend zum Wunsch nach einem ‚Wiedergutmachungs-Großvater'. Wieder einmal erlebe ich, wie nützlich die Tätigkeit als Therapeut auch zum Erkennen eigener blinder Flecke sein kann.

Die Arbeit mit der Gruppe halte ich von dieser persönlichen Reflexion frei, aber es scheint mir, dass meine innere Auseinandersetzung auch die TeilnehmerInnen beflügelt hat, sich mit ‚schwierigen' Themen selbst-ehrlich zu beschäftigen. ‚Unnötige Schuldgefühle' im Gegensatz zu ‚Schuld durch Verantwortungslosigkeit' ist etwa so ein Thema.

In der letzten Sitzung ist es wie eine äußere und innere Versöhnung, als die Teilnehmerin beschreibt, wie sie meinen Großvater erinnert: „Beim Wandern hat er immer gesagt: ‚Langsam, regelmäßig … Die, die schnell losrennen, werden als Letzte ankommen, wir zuerst' – und so ist es dann auch gewesen". Dass sie damit sehr positive Erinnerungen an die Kommunikation des Naturfreundes mit mir als Kind weckt und ebenso die Hoffnung, sie habe auch die Gruppe in diesem Stil erlebt, liegt auf der Hand.

IV

Für die TeilnehmerInnen gilt sinngemäß, was sich bereits in früheren Gruppen gezeigt hatte: Sie konnten ‚den Wald wieder sehen trotz der vielen Bäume', sie veränderten die Betreuung, bezogen andere Familienmitglieder und professionelle Systeme (Heimhilfe, 24-Stunden-Pflege, Pflegeheim) ein, und sie freuten sich, wieder mehr Raum für Zwischenmenschliches zu haben.

Dafür war es wichtig, dass sie auch ‚verbotene' Gedanken und Gefühle zuließen, dass sie sich eigene Gefühllosigkeit und Grausamkeit eingestehen, Todeswünsche reflektieren, ihre eigene Angst, einmal hinfällig und ausgeliefert zu sein, wahrnehmen konnten. Es hatte sich eine weniger befangene Sicht ergeben.

Was mich betrifft, wurde mir wieder einmal deutlich, dass manche Gratwanderung zwischen menschlichen Abgründen mir möglich ist, weil mir die faschistischen Denkweisen relativ ungeschminkt bekannt sind und ich mit ihnen in gewissen Situationen (bei anderen und bei mir) rechne; ebenso aber auch, weil mir bewusst ist, zu welchen historischen Folgen sie geführt haben, und daher der Unmenschlichkeit etwas entgegenzusetzen habe: Mein innerer Großvater hat dazugelernt.

7.
Jung gegen Alt?

Corona-Logbuch I

I

„Wie hoch die Gefahr des Coronavirus für Risikogruppen ist, das zeigt sich in Würzburg. Neun Bewohner eines Seniorenheims sind in den letzten neun Tagen an dem Virus verstorben … Eine Evakuierung des Heims ist derzeit nicht vorgesehen. Die 160 Senioren sind isoliert auf ihren Zimmern und … damit am sichersten untergebracht".[1]

II

Es ist *Samstag, der 21. März 2020.* Ich sitze vor meinem Smartphone und verfolge die deutsche „Tagesschau". Es ist Frühlingsbeginn und das Ende der ersten Woche, nachdem in Österreich die Krisenmaßnahmen kundgemacht wurden. Die Wohnung soll nur in dringenden Fällen verlassen werden, Menschenansammlungen sind verboten; SchülerInnen und Studierende zu Hause, viele Geschäfte geschlossen, bereits Tausende arbeitslos.

Besuche bei alten Menschen, auch Eltern und Großeltern, sollen nach Möglichkeit unterlassen werden, Angehörige dürfen die Pflegeheime und Krankenhäuser nicht mehr betreten. Grenzen zu den Nachbarländern sind gesperrt; nachdem klargeworden ist, dass damit auch die unverzichtbaren Pflegekräfte aus dem Osten ausbleiben werden, wird überlegt, diese einzufliegen.

Die Tagesschau zeigt eine lange Reihe italienischer Militärfahrzeuge, die eingesetzt werden, um die Toten aus Bergamo in Nachbarstädte zu transportieren, da die lokalen Krematorien nicht ausreichen, all die Leichen des heutigen Tages zu verbrennen.

In Österreich vertritt die Staatsspitze ernst und souverän die Anliegen von ExpertInnen und scheint auch in Sachen Krisenkommunikation professionell gebrieft. Als verantwortungsvoller Bürger halte ich mich an die Anordnungen, so gut es geht. Meine hochbetagte Mutter, die allein lebt, muss ich natürlich betreuend besuchen. Meine laufende psychotherapeutische Gruppe (siehe das folgende Kapitel) und andere Kontakte wurden behelfsmäßig ‚digitalisiert', eine Einzelklientin habe ich in dieser Woche noch gesehen.

Auf die ‚Tagesschau' bin ich im Zuge meiner Suche nach internationalen Informationen gekommen. In den österreichischen Medien gibt es fast ausschließlich Nachrichten, die Österreich betreffen, und alle haben sie mit ‚Corona' zu tun, Tenor: „Wir stehen das gemeinsam durch".

In den deutschen Nachrichten hingegen gibt es mehr internationale Bilder, aber auch sie zum Thema ‚Corona'; sie sind angsteinflößender, verunsichernder. Auch bei der BBC finde ich nichts über andere Ereignisse. Ich nehme an, dass das krisen- und kommunikationstechnisch Sinn macht, werde selbst aber claustrophobisch dabei. Was tut sich an den EU-Außengrenzen, was in Syrien? Gezieltes google-Recherchieren hilft ein wenig.

Mir kommt der Gedanke, meine Claustrophobie sei eine gelinde Entsprechung zum Gefühl von Pflegeheim-BewohnerInnen. Keine Besuche von außen. An neun Tagen neun Mitbewohner tot. Ich denke an Menschen, die ich kenne, die in solchen Heimen sind, die ich kontaktieren möchte. Kann mein alter Psychologielehrer noch mit einem Telefon umgehen?

Ich ‚surfe' weiter – Altersverteilung Todesfälle Covid-19: Der Durchschnitt liegt über 80 Jahre. In dieser Alterskategorie führen knapp 15% der festgestellten Erkrankungen zum Tod.

Bei Menschen jüngeren Alters (einschließlich Immunsupprimierten) ist es weniger als ein halbes Prozent.

Dies führt zum nächsten erschreckenden Gedanken. „Wie viele pflegende und betreuende Angehörige könnten einen neuen Lebensabschnitt beginnen, wenn ihre multimorbiden Eltern der Krankheit zum Opfer fielen?", so kündigt sich das Thema zunächst in einigermaßen harmloser, menschenfreundlicher Verkleidung an. Austausch mit einer Kollegin zeigt mir, dass auch anderen, durchaus humanistischen Menschen solche Gedanken nicht fremd sind.

Der nächste innerliche Schritt folgt: „Wie stark wird der gesellschaftliche Zusammenhalt bleiben, wenn von den Jüngeren mehr und mehr Einschränkungen gefordert werden, um die Älteren zu schützen?" Der Gedanke fühlt sich bedrohlich an. Meine englische Verwandtschaft hat mir mittlerweile erzählt, dass der britische Premier den ursprünglichen Plan, ‚den Dingen ihren Lauf zu lassen' aufgegeben hat – weil die jüngeren Bürgerinnen und Bürger auch ihre Alten schützen wollen? Was steht dahinter: Magisches Denken (‚die Ahnen zufriedenstellen'), Abhängigkeit (‚was täte ich ohne …'), Verantwortungsgefühl (‚wir müssen uns gut um sie kümmern'), Berechnung (‚auch wir werden eines Tages alt sein' bzw.: ‚In einer anderen Katastrophe könnten wir die Solidarität der Alten brauchen'), Fairness (‚sie haben den Wohlstand aufgebaut, in dem wir jetzt leben'), schlichte Sympathie?

Ganz tief in mir treffe ich in dieser aufgeheizten und doch (noch) kontrollierten Stimmung, in der mein Smartphone mir zu dieser späten Nachtstunde die Welt zeigt, dann ein Bild von einem Faschismus-affinen alten Herren (siehe das vorige Kapitel), der eine ‚demografische Bereinigung' der Alterspyramide wohl für sinnvoll gehalten hätte – bis zu welchem eigenen Lebensalter (er wurde 96), kann ich nicht sagen, ich stelle mir aber vor, dass er auch vor sich selbst nicht Halt gemacht hätte.

Ich verweile ausführlich bei diesem Thema, unter anderem, da ich als Therapeut über meine inneren Haltungen – auch die versteckten, verdeckten, verschleierten – gut Bescheid wissen sollte, wenn ich mit Menschen arbeite. Der zweite Grund ist: Ich will gerüstet sein, meine betreuenden und pflegenden KlientInnen zu verstehen, das Unbehagen, das ihnen ihre Ambivalenzen den Gepflegten gegenüber bereiten, das Grauen, das manche Selbsteinsichten auslösen können.

Unter dem Vorzeichen der Krisenmaßnahmen stand auch schon das Internet-Treffen der laufenden Angehörigengruppe in der Vorwoche (siehe das folgende Kapitel).

Mein alter Psychologielehrer ist wohlauf, sagt er am Telefon, er kann zwar keine Besuche empfangen, verlässt das Seniorenheim aber (legal?) täglich für einen Spaziergang im Grünen. Eine Freundin ist Therapeutin in einem anderen Heim, ihre KlientInnen murren zwar, dass sie in ihren Zimmern bleiben müssen, einander nicht besuchen dürfen, nicht gemeinsam essen oder Kartenspielen können, sie befürchtet aber keinen ‚Lagerkoller‘, vor allem, wenn man wieder im Park spazieren gehen können wird. Personal und Heimleitung sind gelassen-entspannt.

Aus einem anderen Heim habe ich von einer isolierten Bewohnerin gehört, die sagt: „Ich mag gar nicht mehr leben, wenn ich keinen Besuch bekommen kann“. Ihr zu erklären, dass die Isolation nur eine begrenzte Zeit dauern soll, ist fruchtlos.

Meine Mutter meint, ‚sterben muss man sowieso‘ und organisiert ihre Frisörin nach Hause, was ich mit telefonischem Einsatz im Hintergrund wieder rückgängig mache (Anmerkung eine Woche später: ich habe das notdürftige Legen von Dauerwellen erlernt, um zu ihrem inneren Frieden beizutragen – was wissen wir, was für andere ‚wichtig‘ ist?). Zu dem Gedanken, dass man ‚sowieso sterben muss‘, fällt mir die bekannte Geschichte vom weisen Pilger ein, der eine Familie segnet mit: „Mögen in diesem Haus die Großeltern zuerst sterben, dann erst die Eltern und nur zuletzt die Kinder".

Dienstag, 24. März: Fünf weitere Personen aus dem Würzburger Altenheim, dessen Geschichte ich verfolge, werden mittlerweile auf einer Intensivstation betreut. Schlagzeile Madrid: Armeeangehörige, eingesetzt, um Heime zu desinfizieren, fanden Bewohner, die sich selbst überlassen oder bereits tot waren.[1] Pandemie weltweit: Altersschnitt der Verstorbenen weiterhin über 80 Jahre.

Donnerstag, 26. März, Schlagzeile Straßburg: Corona-Patienten über 80 werden an der völlig überlasteten Klinik nicht mehr künstlich beatmet, stattdessen erfolgt Sterbebegleitung mit Opiaten.

Abends zweites online-Treffen der Angehörigengruppe.

Danach ,surfe' ich nach England – Prinz (,70 plus') und Premier infiziert, aber sie inszenieren es als ,halb so schlimm'. Schweden: Der Staatsepidemiologe meint, Kinder zu Hause zu behalten (wie das im Rest Europas geschieht), würde die Ausbreitung kaum verlangsamen. Deutschland: Ein Virologe gibt zu bedenken, man müsse auch die wirtschaftlichen, psychologischen und sozialen Schäden eines ,Lockdowns' bedenken und deswegen für jene, die nicht zur Risikogruppe gehören, eine andere Strategie fahren. Österreich: „Doch auch da gibt es Probleme. Alte Menschen und Risikogruppen können nicht dauerhaft isoliert werden … Schon allein, dass die Idee ständig medial ventiliert wird, ist für alte Menschen ein harter Brocken. Es brauche vielmehr gerade jetzt eine hohe Intimität", schreibt unsere Wochenendzeitung.[2]

Ich diskutiere – am Telefon, selbstverständlich – mit einem befreundeten Biologen, ob sich nicht freiwillige Gesundheitsberufler in ,Corona-Camps' isolieren lassen könnten, um danach – genesen und zumindest eine Zeit lang immunisiert – im

Gesundheitssystem nützlich zu sein. Recht durchdacht ist diese unsere heldenhafte Idee nicht, aber sie hat für Biologen etwas Bestechendes.

Die österreichischen Nachrichten beruhigen, dass es hierzulande genug Intensivbetten für jene gibt, die schwer betroffen sind und künstliche Beatmung brauchen, also für Risikopatienten, vor allem Betagte; der Gesundheitsminister sagt: „Dass die Zuwächse nicht größer werden als die Gesamtkapazität unserer Spitäler, das ist das erklärte Ziel".[3]

Samstag 28. März, morgendliches Zeitunglesen: „Konflikt der Generationen. Mit sozialdarwinistischer Kaltblütigkeit ließe sich der Wirtschaftscrash abwenden: Nimmt die Gesellschaft den (früheren) Tod vieler Alter in Kauf, müssten die Jungen nicht per ökonomischer Vollbremsung Jobs und Zukunftschancen aufs Spiel setzen. Es gelte nur noch, das große Sterben diskret, also gewissensschonend, abzuwickeln. Glücklicherweise sind die moralischen Standards so weit entwickelt, dass dieses Szenario tabu ist."[2]

Aus tiefenpsychologischer Perspektive bin ich misstrauisch, wenn etwas ‚tabu' ist. Ist es ‚tabu', weil es als unberechenbare Gefahr in der menschlichen Seele lauert? Mein Beruf ist es, derartiges – Ausgeschlossenes, Verbotenes, Undenkbares – bewusst zu machen; nicht, um es demagogisch zu nutzen, sondern um zu helfen, damit umzugehen. Mein gruppenanalytischer Lehrer stammte aus einer jüdischen Familie, und er hat mich geprägt: Das Eis der Zivilisation über den Abgründen der faschistischen Unmenschlichkeit ist dünn. Es ist besser, die Unmenschlichkeit beizeiten bewusst zu machen, als plötzlich darin zu ertrinken.

Meine Arbeit mit betreuenden Angehörigen bedeutet sehr oft, Verstrickungen mit den Eltern erst bewusst zu machen, ehe sie gelöst werden können; Verstrickungen, die die KlientInnen als ehemalige Kinder bisher ihr Leben lang mitgeschleppt hatten:

Gehorsam, der nie hinterfragt werden konnte; schlechtes Gewissen, über das man gelenkt wurde; Zumutungen, die einem auferlegt wurden und gegen die man sich nicht zu wehren wusste, nicht als Kind und auch später nicht. Nicht die Alten, Kranken, Pflegebedürftigen, Dementen als solche sind es, die manchen TeilnehmerInnen meiner Gruppen das Leben schwer machen, sondern die egoistischen, kontrollierenden, ausnützenden Persönlichkeiten unter diesen Betreuten. Vor allem diese sind es, die im Traum die Treppe hinuntergeworfen werden. Im Alptraum, versteht sich, über den man sich im vertrauensvollen Setting einer geleiteten Gruppe austauschen, mit dessen Schrecken man dort besser umgehen kann.

Oft hilft es, sich frühe Verstrickungen (aus der eigenen Kindheit) bewusst zu machen, um ein entspannteres Verhältnis zu den Betreuten zu bekommen, um Nähe und Distanz passend einstellen, regulieren zu können. Um ein für beide Seiten erträgliches ‚bis hierher und nicht weiter‘ aussprechen zu können; auch, um auf konstruktive Art ‚Nein‘ sagen zu können, ohne die Beziehung zu beschädigen. Manchmal gehört zu diesem ‚bis hierher und nicht weiter‘ auch, professionelle HelferInnen einzubeziehen, eine Tagesstruktur oder einen Pflegeplatz im Heim zu finden. Auch Besuche im Heim sind eine wichtige und durchaus nicht immer einfache Verpflichtung – die Verbindung bleibt bestehen, hinzu kommt oft das erwähnte ‚schlechte Gewissen‘, kommen Mitleid, Mit-Verzweiflung und Trauer.

Ich spreche hier von ‚schwierigen‘ Beziehungen; ebenso kann es für beide Teile eine Entwicklungschance sein, sich betreuend/ betreut aufeinander einzustellen und einzulassen. Und es kann auch ganz einfach eine Möglichkeit sein, mit einem wichtigen Menschen noch einiges zu erleben, ehe er einen verlässt.

Ich mache mir selbst klar, wo ich stehe: die Menschen in meinen Gruppen sind durchwegs verantwortungsvolle, ethisch orientierte Menschen. Es ist nicht meine Aufgabe, sie zu ermuntern, sich ihrer Verpflichtungen zu entledigen, aber wenn sie sich entschließen, ihr Leben wieder mehr selbst in die Hand zu nehmen, unterstütze ich sie dabei. In meinen Gruppen stehe ich also im Zweifelsfall – naheliegenderweise – auf der Seite der KlientInnen, der Betreuenden. Der Umgang mit zu Betreuenden ist dem Einzelsetting vorbehalten, was eine gute Balance bietet.

Am *Sonntag, dem 29. März,* schreibt die allmorgendliche Tageszeitung: „Es mehren sich die Stimmen, die die schmerzhaften Maßnahmen und das Prinzip der Solidargemeinschaft rabiat hinterfragen und ein neues an seine Stelle setzen: Isoliert die Alten, damit sich die Kräftigen durchseuchen lassen können und der Infarkt der Volkswirtschaft abgewendet wird. Polemisch zugespitzt: Sperrt die Alten weg und die Geschäfte auf. Lieber tot als bankrott? Der Vizegouverneur von Texas hat das Unsägliche ausgesprochen: Er sei wie viele Großeltern bereit, sein Leben zu geben für seine Kinder ...", schreibt der Chefredakteur heute, allerdings natürlich relativierend: „Man kann an diesen Auswüchsen erkennen, wie schnell sich das Bild einer disziplinierten Solidargemeinschaft in sein abgründiges Gegenteil verkehrt".[4]

III

Als Hochschulmensch weiß ich, dass mir die Gewohnheit wissenschaftlichen Arbeitens, auf einen definierten, übersichtlichen Ausschnitt der Welt zu fokussieren, gut tut. Abgesehen von der Selbstreflexion als Psychotherapeut fokussiere ich auf folgendes Projekt: Die ‚Quellenlage' meiner Tageszeitung (die ‚Kleine Zeitung'[4], www.kleinezeitung.at, die ich als massentaugliches Qualitätsblatt bezeichnen würde) zum Thema ‚Jung und Alt' zu studieren, systematisch zu ordnen und vor dem Hintergrund sonstiger Information darzustellen. Besonders interessant scheint mir die Leserbriefseite, die, obwohl durch die Redaktion gefiltert, doch gewissermaßen volksnah zu sein pflegt. Neben den tagesaktuellen Ausgaben besorge ich mir – in unserem Altpapier kramend – für eine zweite Durchsicht die Ausgaben dieser Zeitung seit 13. März 2020, dem Tag, an dem in Österreich die Krisenmaßnahmen verordnet wurden.

In den ersten zwei Wochen seit Ankündigung der öffentlichen Einschränkungen hat sich die untersuchte Zeitung weitgehend auf die allgemeinen epidemiologischen und extrapoliert-statistischen Aspekte der Krise beschränkt, lokalpolitisches Management thematisiert, und sich von weltanschaulichen Themen ferngehalten. Der Pflegeberuf erfährt mediale Aufwertung: „Sie sind plötzlich Systemerhalter. Die Pflege ist eine wichtige Stütze in dieser Gesellschaft … Aktuell wäre das System ohne die Pflegekräfte wohl am Limit. Es ist … zu wünschen, dass die Wertschätzung …, die dieser Tage bei vielen einkehrt, auch nach der Krise anhält".[4] [(23.03.)]

Ein Leserbrief erzählt: „Wir erleben in unserer Nachbarschaft plötzlich Hilfsangebote von Menschen, mit denen man kaum in Kontakt kommen konnte. Hilfe wird nahezu an allen Ecken und Enden angeboten".[4] [(21.03.)] Der Leiter der lokalen Caritas kommentiert: „Wie Schuppen ist es uns von den Augen gefallen, dass wir Verantwortung haben für die Schwachen, die Alten, die Menschen mit Vorerkrankungen – ‚Risikogruppen', die sich aber über die ganze Gesellschaft verteilen. Wir nehmen große Einschränkungen unserer individuellen Lebensgestaltung in Kauf, aber auch Lasten in den staatlichen Maßnahmen und Ausgaben, damit wir Leben retten. Plötzlich scheint Solidarität größer als Egoismus und kurzfristiger Nutzen".[4] [(26.03.)]

Aufkeimenden Unmut allerdings signalisiert der Leserbrief einer Mutter. Wenn sie einmal am Tag mit ihren kleinen Kindern (im Sicherheitsabstand zu anderen) einen Spaziergang macht, fällt ihr auf „dass Personen, die aufgrund ihres Alters offensichtlich zur Risikogruppe gehören, sich nicht an die Beschränkungen und Bestimmungen halten. Vielleicht ist ja ein ‚Fehler' in der

Kommunikation passiert – wir bleiben nicht alle daheim, damit sich die Risikogruppe frei bewegen kann! Nein, auch die Risikogruppe selbst muss Verantwortung übernehmen und sich an die Beschränkungen halten!"[4] (25.03.)

Drei Tage danach beginnt auf der Leserbriefseite („… wiedergegebene Meinungen müssen nicht mit jenen der Redaktion übereinstimmen …') eine Diskussion zum „Konfliktpotential zwischen Jung und Alt".[4] (28.03.) „Ja gut, es ist eine große humane Errungenschaft, wenn das naturgegebene Recht des Stärkeren durch Solidarität und Barmherzigkeit ersetzt wird. Doch wahre Ethik braucht ein moralisches Konfliktmanagement, das heißt, sie muss die diversen Übel gegeneinander abwägen und die richtigen Prioritäten setzen", schreibt eine Dame (mit Altersangabe 75 Jahre), und weiter: „Wochen-, ja womöglich monatelange drakonische Maßnahmen wären moralisch zu rechtfertigen, wenn die Verhältnisse umgekehrt wären: wenn die Jungen gefährdet wären und man den Alten Einschränkungen auferlegen würde. Aber die ungefährdeten Jungen bei bester Gesundheit und Arbeitskraft einzusperren und die Wirtschaft des ganzen Landes zu ruinieren, nur um den Uralten und Siechen die Lebensspanne noch etwas zu verlängern (gesunde und rüstige Alte würden eine Infektion ja überleben!), ist falsch verstandene Humanität. Es ist der Irrweg einer Gesellschaft, die den Bezug zu den Gesetzen des Lebens verloren hat".[4] (28.03.) Dass dieser Standpunkt an den folgenden Tagen nicht unwidersprochen bleiben wird, ist klar.

In derselben Ausgabe melden sich weitere SeniorInnen zu Wort, Tenor ist die Besorgnis, entmündigt zu werden: „Auch wir Älteren, die ‚Risikogruppe', haben das Recht, unsere Wohnung zu verlassen, um Besorgungen zu erledigen oder einen Spaziergang zu machen. Sie können uns nicht einfach wegsperren! …" – „Ich bin über 80, habe das Glück, dass Nachbarn für mich einkaufen … Es ist nicht vorgesehen, dass ältere Leute nicht mehr außer Haus gehen dürfen. Verurteilt wird exzessive

Freizeitgestaltung, und da sind die Alten sicherlich nicht dabei."
– „Auch meine ‚gefährdete Altersgruppe' möchte hin und wieder
frische Luft atmen. Und da auch wir denkfähig sind, wissen wir
sehr wohl Abstand zu halten."[4]

Kritik kommt von jemandem ohne Altersangabe: „Kinder und
Jugendliche ... halten sich großteils an die Ausgehbeschrän-
kungen ... Das kann man von unserer älteren Bevölkerungs-
gruppe so nicht immer behaupten. Die, die geschützt werden
sollen, wollen sich scheinbar nicht unbedingt schützen lassen
...".[4] Ich denke an meine Mutter und die Dauerwelle, und an
KlientInnen, die ihren betagten Angehörigen die Autoschlüssel
verstecken, damit sie nicht sich und andere gefährden.

Montag, 30. März: Ergänzend der redaktionelle Teil der heutigen
Zeitung: „Vor allem der Umgang mit dementen Menschen in
Pflegeheimen ist herausfordernd: Demente Menschen muss man
betreuen, man kann sie nicht einsperren."[4]

Am *Dienstag, dem 31. März* erscheinen betroffene Reaktionen
auf den polemischen Leserbrief vom Samstag: „Die Leserbriefschreiberin bezeichnet die Maßnahmen ... als ‚falsch verstandene Humanität', um ‚Uralten und Siechen die Lebensspanne
noch etwas zu verlängern'. Ich kann kaum beschreiben", fährt
der Leserbrief fort, „wie tief mich diese Formulierung getroffen
hat. Auch ‚Uralte' haben Angehörige, für die der Verlust ihrer
Lieben ganz schlimm ist. Und was sind ‚Sieche'? ... Jeder
Einzelne von ihnen hat Familie und Freunde, die der Verlust des
lieben Menschen unglaublich hart trifft, der manchmal kaum
bewältigbar scheint. Dieser Text stellt alle Humanität, alles
Zusammenhalten in dieser schwierigen Zeit infrage!".[4] Natürlich
verstehe ich die Empörung, kann sie auch teilen, wundere mich
aber über die Begründung: Dass der Verlust des Betagten von
den Hinterbliebenen kaum bewältigt werden kann. Ist es das, was
wir fürchten – alleingelassen zu werden, wenn die Großeltern
und Eltern sterben?

Die Zuschrift eines männlichen Lesers (76 Jahre) benennt die Nähe von utilitaristischer Ethik und Nationalsozialismus: „... fordern Sie menschenverachtend, ‚Uralte und Sieche' doch sterben zu lassen ... Ein derartiges Denken hat mit wahrer Ethik nicht viel zu tun, auch nicht mit dem von Ihnen zitierten ‚naturgegebenen Recht des Stärkeren' und erinnert an die Zeit und die Ideologie des vergangenen Dritten Reiches ...".[4] Die Erinnerung an das ‚Dritte Reich' finde ich nützlich, aber der Begriff „menschenverachtend" irritiert mich hier ... ist die Leserbriefschreiberin vom Samstag menschenverachtend? Ein wenig Internetrecherche zeigt, dass die betagte Dame lange Jahre in der Seelsorge tätig gewesen zu sein scheint ... Wenn wir hier in einer meiner analytisch-therapeutischen Gruppen wären, würde ich die Frau bitten, mehr über sich und ihr Menschenbild zu erzählen, würde wohl versuchen, die Ambivalenz, die sie, die LeserInnen ihrer Zuschrift und auch mich befangen macht, auszuhalten, um Klarheit zu gewinnen. Ambivalenz auszuhalten ist aber nicht jedermanns Sache, ein Leser schreibt: „Ansichten, die daran zweifeln, den ‚Uralten und Siechen die Lebensspanne etwas zu verlängern', entsprechen einer Gott sei Dank längst vergangenen Zeit (unwertes Leben) und dürften wohl nie mehr von einem vernünftigen Menschen in Betracht gezogen werden ...".[4]

Hat die Dame von unwertem Leben gesprochen, hat sie gemeint, das Leben der Versterbenden sei ‚unwert' gewesen oder sei jetzt ‚unwert'? Ich kann es wirklich nicht beurteilen. Was ich allerdings weiß, ist, dass wir ÖsterreicherInnen und Deutschen, deren Familiengeschichte das ‚Dritte Reich' erlebt hat, immer noch von dessen vergangenem Wahnsinn beschädigt sind.

Meint der Schreiber des folgenden Leserbriefes, dass die provokante Dame etwas Vernünftiges gesagt habe, wenn er schreibt: „Gerade die, die wegen ihres Alters aufgrund des Panikgetrommels am meisten Angst haben könnten, überzeugen durch sachliche Überlegungen"? Ich mahne mich zur Vorsicht:

Während es in einer geleiteten analytisch-therapeutischen Gruppe nur gut ist, krause Einstellungen und innere Abgründe bewusst zu machen, kann es in der Öffentlichkeit, vor einer verängstigen, aufgeheizten Menschenmenge, eine Lunte zünden, die zur Explosion führt.

„Offenbar hat die Leserbriefschreiberin nicht bedacht, wie qualvoll und einsam diese Menschen sterben müssen, ohne eine Hand, die sie hält und ein Gesicht, in das sie blicken können ..." So schreibt an diesem Tag eine weitere Leserin[4] und formuliert eine tiefe – und berechtigte – menschliche Furcht: Allein zu sein, ausgestoßen sein Leben abzuschließen, einsam zu sterben. Aber hat das die unverblümte Dame in ihrer Wortmeldung gemeint? Will sie ‚Uralte und Sieche‘ ohne menschliche Nähe, ohne Begleitung irgendwohin abschieben? Die Ängste in diesem Leserforum – stellvertretend für die Ängste in der Gesellschaft, für die Ängste auch in mir – sind groß.

Mittwoch, 1. April: Die Statistik zeigt, dass unter den ersten Coronatoten in Österreich weniger als 5% unter 60 Jahre alt waren, der Schnitt liegt bei 80 Jahren.[4] Unter den nicht Betroffenen mit Belastungen „besonders zu kämpfen haben ältere Menschen, die durch die verhängten Ausgangsbeschränkungen noch weiter in die Einsamkeit gedrängt werden ... die sich mit technischen Geräten kaum auskennen. Es fehlt ihnen jemand zum Reden", berichtet ein Psychologe.[4]

Donnerstag, 2. April: Ich ‚surfe‘ wieder einmal nach Schweden, da meine Tageszeitung schon länger nicht vom dortigen Sonderweg berichtet hat. „Es werden mehr Menschen krank werden, mehr werden sich von ihren Angehörigen verabschieden müssen", sagt der Premier lakonisch.

Meine Zeitung berichtet von drei Über-Hundertjährigen aus Italien, Holland und Japan, die die Krankheit überstanden haben.[4] Die Angehörigengruppe halten wir heute Abend über simple geschriebene Botschaften als Chat.

Freitag, 3. April: Der heutige Leitartikel richtet sich erzieherisch an SeniorInnen: „Wenn geschätzte ältere Mitbürger einwerfen, man habe schließlich schon die Nachkriegszeit überlebt, gewährleistet das aber keine Immunität gegen Corona. ... Eine Gemeinschaft gewährt dem Einzelnen Schutz, gerät er in Bedrängnis. Jetzt wäre eine gute Zeit für jeden Einzelnen, seinen Beitrag zum Schutz der Gemeinschaft zu leisten durch das Meiden der Gemeinschaft".[4] Schweden kommt wieder vor: „In einer Reihe von Altersheimen in ... Stockholm ist es zu einer massiven Ausbreitung des Coronavirus gekommen. Hunderte Menschen seien infiziert, 50 bereits gestorben ...".[4]

Samstag, 4. April: Das Titelblatt der Frühstückszeitung überrascht (mich) mit einem Bild des Kanzlers mit Schutzmaske und dem Titel: „Wie der Exit gelingen könnte".[4] Exit? Exitus, Tod? Eine Unbedachtheit der Redaktion oder eine Fehlleistung, die die Bemühungen der Regierung instinktiv in Frage stellt?

In unserer zweiten Zeitung wird nämlich die ‚evidence basis' und die ‚expert basis' der Regierung mittlerweile offen kritisiert.[2]

Das von mir untersuchte Blatt berichtet ausführlich über die anstehenden Probleme mit der 24-Stunden-Betreuung und die Situation der ausländischen BetreuerInnen. Die Kommentatorin: Dies „... straft die Rede von der Wertschätzung Lügen".[4] Hier, wo es um die Stellung der ‚Arbeitskräfte aus dem Osten' geht, könnte man auch an den Vergleich mit den Nazis denken, fällt mir dazu auf – wir benützen, was uns nützt.

Sonntag, 5. April, ein kritischer Artikel erklärt den Begriff der ‚Übersterblichkeit': Wie viele Menschen unter ähnlichen Umständen, aber ohne den Einfluss von Covid-19, ohnedies sterben würden. „Es ist eine bittere Wahrheit, bleibt aber eine Wahrheit: Viele ... Corona-Opfer hatten auch ohne Virus keine hohe Lebenserwartung."[2]

IV

Es ist Palmsonntag, Beginn der Karwoche, und mir fällt ein
Gedicht ein: ‚Herbstwind, der Blätter / von den Bäumen holt /
früher als sonst dieses Jahr / aber Herbstwind ist Herbstwind'.

In einer Woche ist Ostern, die Buchen werden grün, die Kirschen
blühen …

Literatur

Das jeweilige Datum des Aufrufs bzw. der Printversion ergibt sich aus den
chronologischen Angaben im Text.

1 Tagesschau, www.tagesschau.de

2 Der Standard, www.derstandard.at (zitiert nach der Printversion)

3 Zeit im Bild 1, www.orf.at

4 Kleine Zeitung, www.kleinezeitung.at (zitiert nach der Printversion)

Anmerkung

In der vorliegenden zweiten Auflage dieses Buches wurde dieses „Logbuch" in Kapitel 9
und 11 fortgesetzt.

In online-Sonderausgaben zur Corona-Pandemie sammelte die Zeitschrift „Pflege-
wissenschaft" aktuelle Befunde und Positionen:
https://www.hpsmedia-verlag.de/home/corona/

8.
Eine digitale Gruppe
in der Ausgangssperre

I

„Im Sinne der behördlichen Anordnung bitten wir um Verständnis, dass bis auf weiteres keine Gruppentreffen mehr in den Räumlichkeiten des Gerontopsychiatrischen Zentrums stattfinden können."

II

Dieser Information war am 12. März 2020 das sechste vor-Ort-Treffen der laufenden Angehörigengruppe vorausgegangen.

Noch ist überhaupt nicht abzusehen, ob wir vor etwas stehen, das einer Grippewelle, oder das einer Pestepidemie gleichen wird. Es gelten Ausgangsbeschränkungen, wenn es nicht dringend nötige Tätigkeiten wie Lebensmitteleinkauf, ‚systemerhaltende' Arbeit oder Betreuung betrifft, Kontaktverbote zwischen Menschen, die nicht im gleichen Haushalt wohnen, auch zwischen EnkelInnen und Großeltern, Besuchsverbote in Pflegeheimen und Spitälern.

Die TeilnehmerInnen der Gruppe sind ruhig und zuversichtlich. Als betreuende Angehörige sind sie es gewohnt, in Krisen zu ‚funktionieren'. Wir blicken zurück auf die bisherigen Treffen, tragen zusammen, was sich entwickelt hat, welche Strategien sich gezeigt, welche Perspektiven sich aufgetan haben. In den vergangenen Wochen haben die Anwesenden gut zueinander gefunden. Anstehendes Thema ist, dass die betreuten Eltern eines Tages sterben werden, und dass man sich darauf vorbereiten, die verbleibende Zeit nutzen sollte – damit es ein guter Abschied und eine gute Zeit danach werden kann.

Donnerstag, 19. März: Erstes Video-Treffen, nicht alle TeilnehmerInnen sind anwesend. Die zu betreuenden Elternteile konnten sich mit den Regeln, die zu ihrem Schutz erlassen worden waren, nicht anfreunden, sei es, dass sie den Sinn dieser Vorgaben nicht recht verstanden, sei es, dass sie sich nicht bevormunden lassen wollten.

Donnerstag, 26. März: Zweites Video-Treffen. Diesmal sind weitere TeilnehmerInnen der Gruppe dabei, deren Laptops aber nicht entsprechend ausgerüstet sind (und Teile, wie etwa ein externes Mikrofon, nachzukaufen, ist wegen der Geschäftssperren zur Zeit ja nicht möglich). Durch Rückkopplungen, Tonausfälle etc. beginnt das Treffen als technisches Desaster. Ich kann mich – sozusagen als Analogie – gut in die Lage von Pflegebedürftigen versetzen: So wie es uns Gesunden vor unseren Bildschirmen heute geht, so muss es sein, als kranker alter Mensch nicht recht zu hören, nicht recht zu sehen, Zusammenhänge nicht zu verstehen, sie nicht ordnen zu können, nicht in der Lage zu sein sich zu artikulieren.

In der Gruppe schalten wir dann auf einen schriftlichen Chat um, ich versuche, zu retten, was zu retten ist und teile meine Phantasie mit den TeilnehmerInnen der Gruppe: „In der heutigen Sitzung mussten wir uns (aus technischen Gründen) mit dem Getrenntsein bekanntmachen. Was für Gefühle kamen da auf?"

Donnerstag, 2. April: Wir benutzen weiter die Chat-Funktion, also das einfache Schreiben von Nachrichten. Es gibt kaum Durcheinander, u.a., da alle TeilnehmerInnen es sehen können, wenn eine oder einer von ihnen gerade schreibt, also eine Botschaft vorbereitet. Man lässt einander ‚aus-schreiben'. Das etwas mühselige Tippen am Bildschirm der Smartphones führt ohnedies zu einer Entschleunigung des Austauschs. Das folgende Protokoll fokussiert auf zwei der TeilnehmerInnen.

Es ist gekürzt, von Tippfehlern bereinigt und sprachlich geglättet. Spätere Anmerkungen habe ich in Klammern gesetzt.

Berta: Heute habe ich mit einer Freundin nach zwei Wochen ‚Lockdown' wieder einen Waldspaziergang gemacht, es tat so gut.

Gerda: Eine Bekannte schrieb mir heute, wie es mir in der schweren Zeit geht? Für mich ist das keine schwere Zeit. Ich kenne zu gut das Gefühl der Einsamkeit. Ich gehe für vier Damen einkaufen. Es wird zum Stress. Auch habe ich wieder ziemliche Schlafprobleme.

Berta: Gerda, schau auf Dich! Einer oder zwei Damen absagen?

Gerda: Das ist ein altes Muster. Nicht Nein sagen können.

Leiter: Ist halt auch schwierig für die alten Damen, jetzt wochenlang nicht rausgehen zu sollen.

Berta: Gerda, magst Du es anfangen mit dem Nein sagen, in kleinen Schritten? Gibt es keine Nachbarn oder Verwandte?

Gerda: Ja, es gibt Nachbarn. Aber die Schlafprobleme kommen auch von Sorgen: Wie es weiter gehen wird. Das Unbewusste arbeitet.

Berta: Ja gut, wenn es Nachbarn gibt, dann gibt es eine Lösung.

Gerda: Die Damen sind einsam, so wie ich. Dann sitze ich dort.

Berta: Ja, aber maßhalten …

Leiter: Gerda, jetzt helfen Sie eben, so gut Sie können. Ich denke, das ist wichtig.

Gerda: Ich bin heute auch mit einer Bekannten am Vormittag gewandert. Ich war aber unruhig und unter Zeitdruck, hatte meiner Mutter noch den Einkauf zu liefern.

Berta: Ich denke, ich kann nur helfen, wenn ich zuerst mir selbst geholfen habe. Es ist uns nicht so beigebracht worden, aber ich versuche es ...

Gerda: Wenn ich meine Besuche mache, trage ich Maske und Handschuhe und habe selbst schon ein ungutes Gefühl.

Berta: Die Medien machen mir immer mehr Angst, es geht fast nur noch um Corona; auch die wirtschaftliche Situation. Ich versuche deshalb auszuwählen und höre nur einmal am Tag die Nachrichten.

Leiter: Haben Sie auch konkrete Sorgen, wie es mit der Pflege weitergeht?

Berta: Zwischendurch schon, aber derzeit geht es meiner Mutter soweit gut, wir telefonieren täglich.

Leiter: Beizeiten Frieden schließen.

Berta: Ja, das ist ein guter Gedanke, danke, Herr Endler. Ich werde die Zeit, die bleibt – ich weiß nicht, wann es für meine Mutter zu Ende geht – mehr nützen, viel friedvolle Zeit mit ihr verbringen.

Gerda: Ich bin dankbar, dass es euch gibt. Alles Liebe für die kommenden Tage!

Leiter: Und schlafen Sie alle gut!

Berta: Alles Liebe euch allen.

Donnerstag, 9. April: Wieder nutzen wir die Chat-Funktion und schreiben einander unsere Botschaften.

Berta: Bei meiner Mutter geht es gut, trotz Corona, ich habe sie besucht, war im Freien mit ihr, ich könnte gar nicht anders.

Leiter (denkt daran, dass er seiner Mutter, die er regelmäßig betreuend besucht, in der Vorwoche eine – für das Überleben völlig unnötige – Dauerwelle appliziert hat, weil es für sie ‚wichtig‘ war)

...

Leiter: Wir haben heute die zehnte Sitzung dieser Gruppe.

Gerda: Das heißt, die letzte Sitzung ...

Leiter: Was macht der Gedanke? Was löst er aus?

Berta: Die Zeit ist schnell vergangen, vielleicht wäre nach Corona ein reales Treffen möglich, um uns noch einmal zu sehen, was meint ihr?

(Die anderen stimmen zu.)

Leiter: Was fühlen Sie jetzt?

Gerda: Sicherheit.

Berta: Verbundenheit.

...

Leiter: Dann freuen wir uns, dass wir die zehn Treffen (trotz der Trennung nach dem sechsten Mal) gut hingekriegt haben!

Berta: Da geht es wieder ums Loslassen.

...

Berta: Mit Dankbarkeit loslassen

Leiter: In Verbundenheit über das Persönliche hinaus.

...

IV

Im Frühling dieses Jahres sind meine eigenen Treffen mit alten Menschen intensiver als sonst. Ihre Zerbrechlichkeit wird mir bewusster, zudem die Abhängigkeit von betreuenden Besuchen oder von Telefongesprächen in der erzwungenen Isolation.

Die meisten unter ihnen sind schon zu alt, um sich noch sehr vor dem Tod zu fürchten – ‚eher vor dem Sterben', heißt es. Die Möglichkeit, am Corona-Virus zu erkranken, vermindert ihre Gelassenheit kaum. Das Besuchsverbot missverstehen sie oft: Als wären *sie* die Gefahr für die Mitwelt. Wenn aufgeklärt, heißt es oft: „Mich braucht ihr nicht zu beschützen, ich hätte lieber Besuch." Eine epidemiologische Sichtweise ist das nicht, aber eine menschlich verständliche.

9.

Sommer 2020
zwischen den Lockdowns

I

Herr W. ist schon seit langem Klient meiner Kollegin, Dr.[in] F.; er ist psychisch belastet und hat viele Jahre professioneller Unterstützung gebraucht, um sich unter Menschen zu trauen, etwa selbst einkaufen zu gehen. Zusätzlich ist er wegen einer Reihe von Zivilisationskrankheiten ‚Covid-Risikoperson'. Während des ersten Lockdowns, im Frühjahr, hat sich seine Angst vor der Welt ‚da draußen' wieder massiv verstärkt. Auch nachdem die Ausgangsbeschränkungen im Sommer wieder aufgehoben worden sind, wagte er es nicht mehr, seine Wohnung zu verlassen. Dr.[in] F., mit der er regelmäßig telefoniert, verbucht es als großen Fortschritt, dass er dann gegen Ende des Sommers soweit ist, sie – mit Atemschutz versehen – wieder in ihrer Praxis aufzusuchen. Lockdown II im Herbst unterbricht (oder beendet?) diese Entwicklung.

II

Die Schwierigkeiten vom März 2020, von denen ich im vorigen Kapitel berichtet habe, waren bestehen geblieben: Eine Gruppe betreuender Angehöriger, die selbst zum Teil betagt sind, vor Ort zu begleiten, war unmöglich geworden; auch, sie online zu vernetzen, stieß auf unüberwindbare anwendungstechnische Probleme. Telefon-Hotlines, hörte ich, wurden sowohl von Betreuenden als auch von isolierten SeniorInnen vermehrt als segensreiche Möglichkeit, sich auszusprechen, entdeckt.

Ich entschloss mich zum Experiment einer ‚LeserInnen-Gruppe', indem ich Interessierte bat, ihre Betreuungserlebnisse in der Corona-Zeit niederzuschreiben.

Während meine LeserInnen (Kapitel 11) also ihren Erlebnissen (Einsichten, Gefühlen, Taten) Gesicht und Gestalt gaben, traf ich in meiner Praxis nur eine ältere Klientin weiterhin regelmäßig. Indessen fand sich aber eine Gruppe jüngerer Menschen, die in einem 40-Stunden-Crashkurs in die Gruppenpsychoanalyse schnuppern wollten.

III

Das Thema ‚Covid' interessierte dort, wo man sich unter allerlei Sicherheitsvorkehrungen (Maske, Abstand, Fiebermessen), aber immerhin in einem Seminarhaus, treffen konnte, nur soweit, als die Gefahren und Einschränkungen als lästig und die Möglichkeiten, einander zu treffen, als kostbar empfunden wurden. ‚Betreuung und Pflege' waren zwar keine aktuellen Themen, aber in der gemeinsamen Arbeit mit diesen jüngeren Menschen ging es vielfach um die Beziehung zu den eigenen Eltern und Großeltern. Diese Beziehung beizeiten zu klären, schien mir wieder einmal die beste Voraussetzung, jemanden später im Alter zu begleiten, ohne ihn zu verletzen und ohne sich zu verbiegen.

Diese Gruppe gab mir also ein Gefühl dafür, dass ‚Angehörigenarbeit' eigentlich viele Jahrzehnte früher beginnen sollte, als es üblich ist. Sie führte mir auch wieder einmal vor Augen, wie tief die Wurzeln schräger, unbekömmlicher Beziehungen zwischen den Generationen reichen – und wie fruchtbar es sein kann, rechtzeitig die Sicht auf die eigenen Mütter und Väter zu analysieren und vielleicht neue Gefühle und Perspektiven zu erleben (zuerst in der Gruppe, dann in der Außenwelt).

‚Finden und loslassen' kann auch hier als Motto gelten: die Beziehung zur Stammfamilie klären, entspannen, einen passenden Abstand finden, um den Sprung zu neuen Beziehungen – vielleicht zu einer eigenen neuen Familie – zu wagen. Das Thema ‚Eltern als Aufgabe' würde in späteren

Lebensjahrzehnten, wenn diese Eltern nämlich alt geworden waren, von selbst wieder aktuell werden. Im Moment ging es in der Gruppe darum, sich von Erwartungen an die Eltern zu lösen, auf manche Zeichen der Anerkennung, auf die man vielleicht seit Kinderzeiten gehofft hatte, zu verzichten, Forderungen an die Eltern ‚zu stornieren'. Als Ergebnis stellte sich die Einsicht ein, dass das eigene Erwachsensein mit Verantwortung verbunden ist, mit Entscheidungsfähigkeit, zuweilen auch damit, dass man Schuld in Kauf nimmt. Und indem man neue tiefe Beziehungen eingeht. „Wahrgenommen zu werden", hatte eine meiner psychotherapeutischen Lehrerinnen gesagt, „ist wohl das dauerhafteste Grundbedürfnis des Menschen".

In der Arbeit mit dieser Gruppe wurde mir übrigens bewusst, wie sehr das Thema ‚Religion' bzw. ‚Abwehr von Religion' die Gemüter zu beschäftigen vermag. Ob dies mit der aufgeheizt-krisenhaften Stimmung zwischen den Corona-Lockdowns zu tun hat, kann ich nicht sagen. Ich jedenfalls hatte in der Osterzeit die liturgischen Feiern mit dem gebrechlichen Kardinal, online aus dem Wiener Stephansdom, tröstlich empfunden – vielleicht, weil man dabei für eine Stunde ‚Kind' sein konnte.

In diesem Sommer erlebte ich, wie allerlei kollaterale Lockdown-Schäden bearbeitet wurden.

Manche alte Menschen, die Kriegs- und Nachkriegszeit erlebt hatten, nannten die Krisenkommunikation überspitzt oder gar hysterisch.

Manche hatten Geschichten parat von furchteinflößenden Polizeieinheiten, die spielende Kinder auf dem Dorfplatz auseinandertrieben oder Mütter belästigten, die mit Babys auf Parkbänken an der Frühlingssonne saßen.

Manche beriefen sich auf ihr Recht der Selbstbestimmung, beim Wandern auf Glatteis auszurutschen – oder sich beim Besuch der Enkelkinder mit Covid anzustecken (wobei diese Menschen entweder meinten, sie würden daran schon nicht schwer erkranken, oder aber meinten, sterben müsse man sowieso).

Manche (alte, aber auch jüngere!) Menschen teilten Links zu Verschwörungsideen: „Irgendjemand muss schuld sein, irgendjemand will die Alten vernichten; die Krise wird künstlich aufgebauscht, irgendjemand will von der Misere profitieren, irgendjemand will alles kontrollieren, …" Vielleicht entlastet es manche, sich in der Gemeinschaft von Gleichgesinnten zu erleben; wenn sich jemand aber ohnedies schon verfolgt fühlt, werden solche Ideen leicht überwältigend bedrohlich.

Die Kluft zwischen Jungen und Alten schien sich – abgesehen von der untergründigen Stimmung, die ich in Kapitel 7 beschrieben habe – in diesem Sommer nicht zu vertiefen. Allerdings zeigte sich eine Auseinandersetzung zwischen AnhängerInnen rechter Gruppierungen und der politischen Mitte.

„Die Alten isolieren" bedeutet etwas anderes als: „Die Alten schützen"; „Aufhören mit Maskenpflicht und Abstand, um uns unser Leben nicht zu verderben" etwas anderes als: „Nur so viel Vorsorge wie nötig und sinnvoll"; „Der Wirtschaft den Vorrang geben" etwas anderes als: „Auch die wirtschaftlichen Kollateralschäden mitbedenken". „Das Überleben der Stärkeren ist der Wille der Natur" meint etwas anderes als: „Wir müssen verstehen, dass Zivilisationskrankheiten und Hochleistungs-Geriatrie unsere Gesellschaft verwundbar gemacht haben".

Recht unsensibel schien mir die gängige Pauschalierung, dass ‚Großeltern nicht besucht werden sollen': Fitte 60-plus-Großeltern sind nicht automatisch Risikopatienten.

Hinsichtlich der Sterbestatistik wäre allenfalls die Empfehlung, dass ‚Urgroßeltern' keinen Risiken ausgesetzt werden sollten, korrekter.

Die unausgegorene Idee vom Frühjahr, sich als Gesundheitsberuflerln einer Covid-Infektion auszusetzen (Kapitel 7,

Gespräch mit einem Biologenkollegen), hatte sich in diesem Sommer vor allem zur Hoffnung auf einen risikoarmen Impfstoff gewandelt.

Andererseits war die (auch von mir) anfangs beiseitegeschobene Angst, die Seuche könnte sich wie die mittelalterliche Pest verbreiten und das Überleben zum Sonderfall machen, der statistischen Vernunft gewichen: Die Ansteckung mit Todesfolge war als der unwahrscheinlichere Fall erkennbar geworden.

In einer analytischen online-Gruppe unter FachkollegInnen kam die Idee auf, die Willigkeit, mit der wir uns den Zwängen in der Pandemie unterwerfen (Hände waschen, Gesicht verdecken, Abstand halten), könne vielleicht so etwas sein wie der Waschzwang des Neurotikers, der den wirklichen Grund dieses Verhaltens nicht zu erkennen vermag.

Ich hegte damals die Vorstellung, der ‚wirkliche' Grund sei, dass wir uns nur untergründig und höchst ungern der bevorstehenden Klima- und weltweiten Migrationskrise bewusst sind und (ohne, dass ich diese kleinreden wollte) quasi eine ‚harmlosere' Sorge suchen. Mittlerweile, wo der Herbst naht und die Tage kürzer werden, meine ich, es ist die Endlichkeit, das unvermeidbare Ende unseres Lebens, unser früher oder später bevorstehendes Sterben, der unausweichliche Tod, was uns nervös macht. Covid wäre dabei – unter anderem – ein krisenhaftes Rütteln an den Mauern unserer Verdrängung …

Getröstet durch die selbstbestimmte Unbekümmertheit meines alten Psychologielehrers (Kapitel 7), der auch im strengsten Lockdown sein Altenheim zu Frühjahrsspaziergängen zu verlassen pflegte, hatte ich die Brutalität jener Märzwochen zunächst gar nicht recht wahrgenommen, als Heiminsassen nicht besucht werden durften. Dies soll nicht heißen, dass ich für diese – und in den Wochen darauffolgende – Maßnahmen kein Verständnis hätte, aber aus Sicht der Betroffenen (Kapitel 11) müssen sie wirklich brutal gewesen sein.

IV

Nebenbei verfolgte ich natürlich weiter besonders jene Medienberichte, die Betreuende und Betreute, Pflegende und Gepflegte betrafen, und auch hier entstand vor meinem inneren Auge – und inneren Ohr – gleichsam eine analysierbare ‚Gruppe‘ von Einstellungen und Meinungen, zu deren Beobachtung das folgende Kapitel einlädt.

10.
Alt gegen Jung?

Logbuch II

I

„Ich hatte gehofft, dass ich diese Rede nicht halten muss", sagt der 76-jährige österreichische Bundespräsident am Vorabend des zweiten Lockdowns, dem 2. November 2020. „Es ist nicht alles perfekt gelaufen ... Verantwortlich, das sind nicht nur ‚die Politiker' oder ‚die Behörde', nein, das sind wir alle: Sie und ich."[1] (3.11.)

II

Am Tag vor den herbstlichen Ausgangsbeschränkungen decke ich mich noch in der Leihbibliothek mit dem ‚Allernötigsten' ein, kaufe Desinfektionsmittel und abonniere eine weitere Tageszeitung. Die Laufschuhe stehen bereit, diesmal ist die Bewegung im Wald legal. Die vier-Generationen-Familie, in der ich lebe, wird in zwei Virengemeinschaften gegliedert. Die Helferin meiner alleinlebenden Mutter ist selbst an Covid erkrankt, meine betreuenden Besuche werden also wieder ausgedehnter sein.

Im kommenden Monat (November 2020) würden in Österreich deutlich mehr Menschen an oder mit Covid sterben als in den Frühjahrs- und Sommermonaten zusammen; über das gesamte Jahr 2020 würde sich die Sterblichkeit – verglichen mit den Vorjahren – um etwa 10% erhöhen.[2] Das Durchschnittsalter liegt weiterhin über 80, die allermeisten Verstorbenen hatten Vorerkrankungen (vor allem Bluthochdruck, Diabetes, Herz- oder Nierenerkrankungen), etwa 40% waren HeimbewohnerInnen.

Dennoch: „Die Bürger sind wirklichkeitsmüde", wird meine Morgenzeitung schreiben.[1 (15.11.)]

Ich gehe auch im zweiten Lockdown der Frage nach, was die Leserbriefe zur Situation der SeniorInnen, der betreuenden Angehörigen und Pflegekräfte und speziell zum Generationenverhältnis in der Gesellschaft sagen. Statt wie in meinem Hochschuljob eine breitere qualitative Studie anzulegen, beschränke ich mich – als Tribut an die Einschränkungen des Lockdowns – wie in Kapitel 8 wieder auf die Leserbriefseite meiner gewohnten Zeitung.

III

Es ist *Dienstag, der 3. November 2020.* „Wir, die Bürger, haben durch unvernünftiges Verhalten diese Last uns selbst auferlegt", eröffnet ein Leserbrief das Spektrum.[1] Waren wir, frage ich mich, denn in diesem Frühjahr und Sommer so übertrieben unvernünftig? Haben wir uns so gar nicht an die Regeln der Hygiene gehalten? Jedenfalls höre ich hier auch die alte Frage nach der ‚Schuld' angesichts von Krankheit, eine Frage, mit der viele Menschen versuchen, mit einer unkontrollierbaren Situation zurecht zu kommen. Ein anderer Leser macht, im Zusammenhang mit Covid, aufmerksam auf „das Privileg, in einem der wenigen Vollkasko-Staaten … leben zu dürfen."[1] Wie wahr, denke ich mir, und wie nützlich, um das Gefühl von realistischer Sicherheit zu stärken.

Eine Dame meint: „Jeder muss für sich seine ganz persönlichen Einschränkungen setzen, ohne Fehler bei anderen zu suchen",[1] – ein pragmatischer Standpunkt, der die eigene Wirkmächtigkeit betont, ohne sich mit Schuldfragen aufzuhalten.

Diese Wortmeldungen stehen aber nicht unwidersprochen da, die Schuldigen sind rasch benannt und sollen offenbar wachgerüttelt werden. „Also sollen diese Personen, die immer wieder Partys machen, im Krankenhaus mithelfen, damit sie sehen, was für ein

Leid sie angerichtet haben."[1] Allerdings wird ihnen wenig zugetraut: „Die Resilienz unserer Jugendlichen ist in den letzten Jahren durch Wohlstand und Frieden nicht sehr gefordert worden".[1]

Eine Missstimmung zwischen Jung und Alt ist also formuliert, und zwar aus der Perspektive des Alters. Das Thema ‚Zusammenhalt', im Frühjahr noch prägend, kommt hier nicht vor. Als dieses Thema am nächsten Tag, dem *4. November*, die Spalten beherrscht, gilt es einer Gesellschaft, die in gemeinsamer Abscheu vor einem Terror-Akt geeint wurde. Ein neuer äußerer Feind verbindet uns für eine Weile wieder.[1 (Anschlag in Wien)]

In diesen Tagen entscheidet sich auch die Wahl in den USA. Der 74-jährige bisherige Präsident kann als Muster dafür gelten, wie man eine Gesellschaft spaltet; der 78-jährige Nachfolger zeigt sich als verbindend und verbindlich. Zwei Möglichkeiten, sein Profil im Alter zu schärfen, denke ich mir.

Und noch eine Spaltung fällt auf: Die ‚Schatten-Pandemie' steigender Gewalt gegen Frauen; ihre neue Vielfachbelastung ...

Montag, 9. November: Auf der Leserbriefseite werden heute Ältere im Zusammenhang mit den Ausgangsbeschränkungen wertschätzend erwähnt, nämlich als Quelle von Erfahrung und Inspiration: „Sportliche Betätigung ist ... wichtig. ... Not macht erfinderisch! Wem das noch zu wenig Anregung ist, der frage seine Großeltern".[1] Damit ist wieder die Selbstmächtigkeit angesprochen und auch der Themenkreis von Vorsorge, Verminderung von Risikofaktoren, gesundem Leben. Großeltern, die man dazu befragen kann, sind hoffentlich keine, die auf ihre Enkel herabschauen.

Samstag, 14. November: Ein wichtiges Thema dieser Tage ist das Offenhalten oder Schließen der Schulen. Es wird diskutiert, wie hoch der Preis an sozialem Miteinander, Verhinderung von Schulabbrüchen und fachlicher Bildung sein soll, den die

Kindergeneration an die ältere Risikogruppe zu zahlen habe. „Ich hoffe, dass die Schulen geöffnet bleiben. Die Krise wird uns noch lange begleiten und ein kleiner Rest an ‚Normalität' ist besonders für die junge Generation wichtig", schreibt hier eine Leserin.[1]

Am 16. *November* wird dies vom Appell eines Lesers gefolgt: „Generationenkonflikte zu schüren, ist aber generell schwachsinnig! Besser sollte man generationenübergreifend das Virus mit Vernunft, An- und Abstand sowie Disziplin bekämpfen, damit Jung und Alt bald wieder ihr gewohntes Leben führen können".[1]

Dienstag, 17. November: Die Zahl der schweren Covid-Erkrankungen ist in diesen Tagen noch immer im Steigen, noch ist kein Plateau erreicht (wie eine Woche später) oder ein Abflachen der Kurve in Sicht (wie gegen Ende des Monats). „An alle, die es noch immer nicht glauben wollen: Die Lage in den Intensivstationen ist kritisch und bald dramatisch … Wir alle hätten seit Sommer besser achtgeben sollen …"[1]

Fast wortgleich wie zu Monatsanfang nimmt jemand das Bild von den Partymachern, die im Krankenhaus arbeiten sollen, wieder auf: „… und auf Partys können sie auch nicht verzichten … Man sollte sie sofort ins Krankenhaus schicken und dort sollen sie fest mitarbeiten, damit sie sehen, was für ein Leid sie angerichtet haben".[1] So nachvollziehbar die Emotion ist, so interessant der Vorschlag erscheint (wenigstens in der Theorie), spricht man die Zielgruppe mit dem solcherart erhobenen Zeigefinger wohl eher nicht an. „Strenges Über-Ich gegen leichtfertiges Es", würde ich in tiefenpsychologischer Sprache sagen: „Was gebraucht wird, ist ein starkes, vermittelnd-ausgleichendes Ich".

Mir fällt in diesen Kolumnen auf, dass jüngere Erwachsene in der Perspektive der SeniorInnen nicht als Menschen mit sozialen Anliegen und wirtschaftlichen Pflichten vorkommen.

Die Polaritäten bestehen aus ‚Party' und ‚Krankenhaus', ohne Schattierungen dazwischen. Wo sind die Zeiten der wohlwollenden Leserbriefe über hilfsbereite junge Leute, die einem Einkäufe vor die Haustür stellen? Über den Sommer hat sich – neben der Abstumpfung – ein gewisser Zynismus breitgemacht. Die Generationenforschung wird zunehmende Distanzierung und Neid, (noch) keinen Konflikt, aber eine Kluft zwischen den Generationen benennen.[3]

Mir kommt eine gängige Burnout-Beschreibung in den Sinn: „Endzustand eines Prozesses von idealistischer Begeisterung über Desillusionierung, Frustration und Apathie".[4] Auf den überschwänglichen Idealismus folgt der Zynismus, darauf die Depression. Ohne Hilfe von außen wird es dann sehr schwierig, wieder zu einer realistischen Einstellung zu sich selbst und zur Welt zu gelangen ... Das wohl wesentliche Heilmittel beschreibt ein Caritas-Verantwortlicher: „Solidarität ist das Wichtigste; ein ganz besonderes Gut, das wir schützen und hochhalten müssen".[5] Humanismus mit Vernunft und Gefühl.

Zurück zu meinem Forschungsfeld, den Leserbriefen. Am *17. November* wendet sich jemand gegen die zynische Einschätzung von Altersleiden: „Meines Erachtens ist die Frage, wie viele Menschen ohne Vorerkrankungen an Covid-19 gestorben sind, absolut menschenverachtend. Es gibt zahllose Vorerkrankungen, mit denen es sich ohne das Virus noch trefflich viele Jahre leben ließe".[1] Dieser Leserbrief trifft mich, da ich als Gesundheitsforscher über ‚Risikofaktoren' gearbeitet habe (Teil III dieses Buches) und zu dem Ergebnis komme, dass manche Risiken, die eine Demenz begünstigen, dieselben sind, die mit schweren Verläufen von Covid einhergehen. Sind solche Einsichten menschenverachtend? Eigentlich sollten sie Anstoß geben, sich z.B. in Ernährung und Bewegung gesundheitsförderlich zu verhalten – auch, damit man ggf. trotz Erkrankungen (einschließlich Demenz und Corona) trefflich leben kann.

Die Frage der Vorerkrankungen ist eng mit dem Thema ‚Triage‘ verbunden, der Einteilung von Erkrankten nach der Erfolgserwartung der Behandlung. Ein (vermutlich älterer) Leser schreibt am *19. November*: „Sollte bezüglich meiner Person jemals die Situation einer Triage eintreten (was ich natürlich nicht hoffe), gebe ich einer jüngeren, intensivbedürftigen Person … den Vorzug".[1] Ein österlicher Gedanke im Herbst …

IV

„Bitte helft uns, die wir tagtäglich in den Krankenhäusern arbeiten, … dass Ärzte … nicht entscheiden müssen, wem ein Intensivbett gegeben wird … Wir kommen an unsere Grenzen. … Bitte helft uns, dass wir alle bald wieder ein normales Leben führen können!", richtet sich ebenfalls am *19. November* eine Leserin, die sich als Diplompflegerin zu erkennen gibt, auf dem Höhepunkt der herbstlichen Belastung an alle, die die Hygienemaßnahmen in der Krise mittragen können.[1]

Deutschland wird bald mit den Vorbereitungen für einen weihnachtlichen Lockdown beginnen, Österreich wird folgen.

Literatur

1 Kleine Zeitung, www.kleinezeitung.at
(zitiert nach der Printversion zum jeweils angegebenen Datum)

2 Statistik Austria, www.statistik.at, Aufruf 22.10.2020

3 Franz Kolland in: ‚Im Zentrum‘. ORF 2, 22.11.2020

4 Pschyrembel. Klinisches Wörterbuch. Online-Datenbank 2016

5 Thomas Wochele in: ‚Am Schauplatz‘. ORF 2, 26.11.2020

11.
Abschied in der Isolation
Eine LeserInnen-Gruppe

I

Nicht ernst gemeint: „Zwei Großmütter versuchen, einander mit Berichten über ihre Familien zu übertreffen. Sagt die eine: ‚Meine Enkel halten sich so vorbildlich an die Lockdown-Bestimmungen, dass sie mich nicht einmal mehr anrufen!‘"[1]

II

Einen roten Faden, meine Verwandtschaft in England betreffend, will ich hier weiterspinnen. John, 84, rüstig und nach jahrelanger Betreuung seiner Frau seit kurzem Witwer, hatte sich nach einem Alltag jenseits von Pflegepflichten und, später, Pflegeheimbesuchen sehr nach ausgedehnten Spaziergängen gesehnt, nach Besuchen in Galerien und Bibliotheken, nach Treffen mit seinen Geschwistern. Im Frühjahr und Sommer 2020 jedoch wurde er – wie hunderttausende seiner britischen Risiko-GenossInnen – unter eine mehrmonatige Schutz-Quarantäne gestellt. Lebensmittel und sonstige Bestellungen wurden ihm – professionell von National Health Service organisiert – vor die Türe gestellt, das Haus verlassen durfte er eigentlich nur für Arztbesuche. Nun ist John jemand, der sich durchaus nicht gleich einsam fühlt, wenn er allein ist. „Wie wunderbar man die Sterne leuchten sieht, seit keine Flugzeuge mehr über London fliegen", schildert er mir am Telefon begeistert. „Und die Vögel – es sind viel mehr als sonst!" Er sei, von Pflichten entbunden, sehr zufrieden in seiner Wohnung und dem kleinen Garten, höre Musik, lese viel, unterhalte sich, gab er etwas verschämt zu, viel mit seiner (verstorbenen) Frau.

Mitte August erreicht mich die Nachricht, John habe einen Gehirnschlag erlitten: „In seinem Garten, er war dabei, Blumen zu fotografieren". Seine Patientenverfügung, wonach er nicht hätte wiederbelebt werden wollen, war nicht nötig gewesen; er war sofort gestorben.

III

Für dieses Kapitel hatte ich LeserInnen der ersten Auflage gebeten, mir zu helfen, das Buch zu aktualisieren. Ich danke ihnen für die folgenden Berichte, die ich lediglich anonymisiert und redaktionell bearbeitet habe.

Entspannt im Hospiz
„Unsere Mutter war 70, als sie über Schmerzen zu klagen begann. Sie traute sich wegen Corona aber nicht gleich ins Krankenhaus, aus Angst, sich anzustecken. Nach zwei Wochen dann doch: Unterbringung im Krankenzimmer mit einer anderen älteren Dame, Untersuchungen, Tumordiagnose. Da die andere Dame inzwischen Corona-positiv getestet war, wurde unsere Mutter zunächst für eine zweiwöchige Quarantäne nach Hause geschickt. Die Polizei kam und kontrollierte, ob sie wirklich daheim sei. Danach wieder Krankenhaus, exakte Diagnose: Darmkrebs. Ich darf sie für 15 Minuten im Krankenhaus besuchen. Sie besteht darauf, in einem Zimmer mit anderen PatientInnen zu sein, obwohl sie eine Einzelzimmer-Zusatzversicherung hat. Operation, Prognose: Noch vier Monate zu leben. 15 Minuten Besuchszeit pro Tag. Wie nehmen unsere Mutter nach Hause; bald Sauerstoffprobleme, starke Schmerzen: Palliativstation, dort sind mehrere Besucher täglich erlaubt, jeder für eine halbe Stunde.

Bald danach Hospiz, dort ist es wesentlich entspannter für alle Beteiligten: PatientInnen, Personal, Angehörige. Mutter kann sich in den letzten Wochen in Ruhe von allen verabschieden und ihr Leben gut hinter sich lassen".

Zuckerschnecken und Milchkaffee

„Frau Huber ist jemand, den bei uns im Dorf alle kennen. Ich sehe sie meist nur sonntags in und – nach der Messe – vor der Kirche; durch die Lockdown-Bestimmungen geht dies allerdings jetzt nicht mehr. Wir treffen uns zufällig am Friedhof, dabei murmelt sie vor sich hin: ‚Jetzt zünden wir hier die Kerzen an, für all die, die schon vor uns gegangen sind. Mein Mann und mein Sohn … Jetzt bin ich die ganze Woche allein, freu mich nicht einmal mehr auf den Sonntag, so wie früher: Sonntagsgewand anziehen, in die Kirche gehen, mit den Freunden, die noch da sind, plaudern nach der Messe. Milchkaffe und Zuckerschnecken hergerichtet haben, wenn mich der Nachbar mit dem Auto heimfährt. Ich richt‘ mein Sonntagsgewand nicht mehr her … Wofür? Den Sonntag gibt's nicht mehr. Ich komm allein herauf hier zum Friedhof. Ich hab keine Angst vor Corona, ich hab Angst vor der Einsamkeit. Aber irgendwann, wenn das zu lange dauert, seh‘ ich alle wieder, alle, ohne Maske und Abstand, denn am End‘ kommen wir alle zusammen …‘

Am nächsten Sonntag habe ich mich entschlossen, etwas Unvernünftiges zu tun; ich hab Zuckerschnecken gebacken und bin zur Frau Huber gegangen, und wir haben dazu Milchkaffe getrunken".

Umsonst getrennt

„Meine Mutter darf ich im Heim eine halbe Stunde täglich sehen. Früher war es meine Aufgabe, sie vom Bett in den Rollstuhl zu heben und mit ihr eine Runde zu spazieren. Das hat uns beiden gutgetan. Wie soll ich das jetzt machen, wo ich sie nicht mehr angreifen darf, um sie nicht vielleicht anzustecken? Es ist für uns beide eine richtige Trennung. Von meinen Worten weiß ich nicht, ob sie sie erreichen – wenn ich sie berührt habe, wusste ich es. Wenn ich ihre Füße massiert oder sie umarmt hatte, konnte ich spüren, was sie fühlt.

Drei Wochen habe ich sie jetzt nicht mehr gesehen in meiner Angst, etwas falsch zu machen. Heute will ich sie umarmen, noch einmal so richtig drücken, bevor es zu spät ist. Ich komme ins Heim: Quarantäne. Meine Mutter wurde positiv auf Corona getestet".

Mama und der Krieg
Frau Senker kennen wir aus Kapitel 2, ebenso ihre dort ‚schreckliche' Mutter (bzw. die schreckliche Beziehung der beiden). Der erste Lockdown trifft Mutter und Tochter im Haus der Mutter, die aufgeregte Stimmung in Zeitung und Fernsehen ist sehr präsent.

Erstaunlicherweise hat die Situation auch die Beziehung zwischen den beiden verändert: „Mama hat auf ein archaisches Notfallprogramm umgeschaltet. Im Krieg hat sie mehr erlebt, sagt sie. Vertreibung, Flucht, ständige Angst um das Leben. Angehörige tot, Freunde vermisst. Sie freut sich, dass ich da bin, freut sich, wenn die Leute vom Hilfsdienst kommen … Mir scheint fast, so ein Problem, das größer ist als sie selbst, führt dazu, dass sie aufgehört hat, zu jammern und sich zu streiten …"

Die schwindende Zeit …
Auch Herr Gregoric ist mir aus einer der Angehörigengruppen bekannt. Gemeinsam mit seinem Bruder betreut bzw. pflegt er den Vater. „Der war immer ein lustiger und lebensfroher Mensch und ich hatte stets ein gutes Verhältnis zu ihm", sagt er. Der Demenzkranke sei seit etwa einem Jahr ruhiger und damit ‚pflegeleichter' geworden. Äußerlich habe Corona die Betreuung kaum verändert. Dem Vater tut Bewegung gut. Täglich spaziert einer der Söhne mit ihm auf jenen Wegen, auf denen der alte Mann früher allein gegangen ist, Maske und Abstand sind kein Problem. Zuhause ist Musik wichtig, ideal alte Musikvideos, zu denen er sich im Rhythmus bewegt und wo er oft auch mitsingt.

Die Corona-Situation sei allerdings dennoch beängstigend, vor allem aus Sorge um den Zustand der Gesellschaft, den Zusammenhalt der Generationen; zudem wird einem die eigene Vergänglichkeit stärker bewusst und dass die Zeit schwindet, sein eigenes Leben zu leben ...

Rechtzeitig verstorben

„Ich bin dankbar, dass meine Mutter noch im Jahr vor Corona sterben durfte", schreibt Frau Josefa, die wir in Kapitel 3 als – damals – betreuende Tochter kennengelernt haben. Wie viele Angehörige, hatte sie – gemeinsam mit ihrer Schwester – im Pflegeheim Aufgaben übernommen und damit auch das Personal entlastet. Die Mutter, die zum Beispiel nach dem ersten Abbeißen immer wieder auf das weitere Kauen vergaß, benötigte Zeit und Geduld. Kleine Spaziergänge machten ihr Freude, mehr und mehr verstand sie nur mehr die Botschaft von Berührungen: „Wir nehmen dich wahr, sei auch du bei dir zuhause". In den zwei Wochen vor ihrem Tod verweigerte sie das Essen und zunehmend auch das Trinken. In dieser Zeit konnte durchgehend ein Familienmitglied bei ihr sein, es war wichtig, ihre Hand zu halten, ihre Blicke und Gesten zu deuten und ihr einfach Nähe zu vermitteln.

„Dem Loslassen stand – für sie und für uns – dann nichts mehr im Weg. All das wäre unter den Corona-Bestimmungen so nicht möglich gewesen. Das Personal wäre mehrfach belastet, der ausführliche Kontakt zur Sterbenden schwierig, der Tod womöglich ein ungetröstetes Ereignis gewesen ..."

Unbekümmert

„Gertrud, 80, lebt trotz Demenzerkrankung noch recht selbstständig im eigenen Haushalt, ist körperlich noch sehr mobil und viel unterwegs. Die Schwiegertochter schaut jeden Tag nach ihr. Die Corona-Umstände und Vorsichtsmaßnahmen, um sich und andere zu schützen, wurden Gertrud mehrfach erklärt.

Plötzlich gilt Gertrud als Kontaktperson und muss daher in häusliche Quarantäne. Was war passiert?

Sie wurde im Altenheim des Wohnortes gefunden, im friedlichen Plausch mit einer guten alten Freundin in deren Zimmer. Die Freundin allerdings ist an Corona erkrankt und liegt isoliert. Das Altenheim hat den Besuchsverkehr natürlich sehr eingeschränkt und für infizierte Bewohner komplett ausgesetzt. Es ist erstaunlich, wie Gertrud es geschafft hat, in dieses Zimmer zu gelangen. Sie muss wohl, in völliger Unbedarftheit, an sämtlichen Corona-Informationstafeln, Schildern und Durchgangsverboten vorbei – als alte Dame ohnedies unauffällig – bis zum Zimmer ihrer Freundin spaziert sein ..." Diese Geschichte wird berichtet mit einer Mischung aus Belustigung, was die alte Dame alles noch anstellen kann, und gleichzeitig großer Sorge, wie die Betreuung in Zukunft aussehen wird …

Trennung und Verbundenheit
„Die langen Autofahrten zu meinem hochbetagten Vater fühlen sich im Lockdown kürzer an als sonst, einfach deshalb, weil ich mich oft kilometerweise allein auf der Landstraße befinde. Fast gespenstisch. So mag es wohl meinem Vater auch gehen: Die letzte Phase des Lebens heruntergebrochen auf die alltäglichen Notwendigkeiten, eingebettet in die erzwungene Kontaktarmut des Frühjahrs 2020. Jetzt war so einiges zum Problem geworden: Es gab keinen Termin für die diabetische Fußpflege, einfache Arzttermine oder das Hörgeräteservice. Bis die bestellten MNS-Masken ankamen, dauerte es Wochen, erst dann konnte mein Vater wieder ein Stück seiner gewohnten Freiheit im Dorf erlangen. Er wisse schon, dass er jetzt eigentlich nicht selbst zum Einkaufen fahren soll, aber er braucht einige Dinge, die er nur selbst aussuchen kann. Vor allem seinen Salat wolle er selbst besorgen; genau den, den er sich zum Menü von ‚Essen auf Rädern' vorgestellt hat. Salat zuzubereiten war für ihn zur ‚Chefsache' geworden, seit wir seine Frau, meine Mutter, in ein

Pflegeheim übersiedeln mussten. Und es sollte auch genug da sein, man wisse ja nicht, ob das Geschäft in den nächsten Tagen noch welchen habe. Und vielleicht komme ja doch jemand, und da müsse man ‚etwas zum Aufwarten haben'. Aber es kamen keine Besuche, außer von mir und meiner Schwester …

An den Sonntagnachmittagen jedoch fahre ich mit ihm zur Mama zum Pflegeheim. Um dort zu klingeln und zu fragen, ob man sie in ihrem Zimmer im zweiten Stock ans Fenster schieben könne, damit wir sie vom Garten aus sehen würden. Stehend, den Kopf nach hinten geneigt, versuchen wir, Blickkontakt herzustellen. Mein Vater ist besorgt um den Zustand seiner Frau. Jedes Mal ruft er ihr Mut zu: ‚Bald, wirst sehen, bald ist das alles vorbei, dann kann ich wieder zu dir', während ihm die Tränen übers Gesicht laufen".

Erleichterung
Diesen Berichten stehen die Erlebnisse jener gegenüber, die mit Staunen feststellen, dass die Welt nicht untergeht, wenn sie nicht täglich ausführliche Pflegeheim-Besuche machen (Stichwort: unnötiges schlechtes Gewissen); ja in manchen Fällen sogar, dass ihre zeitweilige Abwesenheit gar nichts Wesentliches ändert (Stichwort: in der Vergesslichkeit geborgen sein) oder dass Heimbewohner gar nicht nach Hause rück-übersiedelt werden möchten (Stichwort: gute Sozialkontakte im Heim).

Erschrecken
Diesen Berichten steht aber auch das nachträgliche Erschrecken mancher Angehöriger gegenüber, wie leicht es gefallen ist, sich von Nahestehenden zu distanzieren. Etwas zu tun, wenn es behördlich verordnet worden war, das man früher als Vernach-lässigung von moralischen Pflichten empfunden hätte. Wie leicht die zu besuchenden Eltern sich durch eine andere Obrigkeit hatten ersetzen lassen. Wie leicht hätte es ein anderes Staats-system, uns neue, dann vielleicht menschlich korrumpierende Richtlinien vorzugeben?

Über-Ich-Transfer sozusagen, denke ich mir. Als Psychotherapeut interessiert mich dieses individuelle Erschrecken, als Gruppenanalytiker die gesellschaftliche Dimension.

IV

Andere Quellen zeigen weitere Perspektiven:

Einsamkeit und weitere Risikofaktoren
„Über längere Zeit nicht selbst gewählte Einsamkeit führt zu Stress und dieser zu Erkrankungen. Jetzt könnte man noch Maßnahmen setzen, damit die Folgen der Lockdowns auf Ältere nicht so gravierend sind", wird von ärztlicher Seite gewarnt.[3]

Mit Schaudern denke ich daran, dass es auch zentrale Risikofaktoren für Demenz sind, die durch die Isolation verstärkt werden: Bewegungsmangel, Mangel an Sozialkontakten, Mangel an Stimulation (vgl. Teil III dieses Buches). Lockdowns können Pflegefälle erzeugen.

Patienten-Verfügungen gegen Bettenknappheit?
Ein Schweizer Kollege hat mich auf folgenden Blog aufmerksam gemacht. Hier geht es nicht um eine ärztliche Triage-Entscheidung, sondern darum, eine solche schon selbst vorwegzunehmen: „Liest man Zeitung oder schaut fern, lässt sich der Eindruck gewinnen, dass Patientenverfügungen dabei helfen sollen, überfüllte Intensivstationen zu verhindern. Wenn möglichst viele Personen – gerade diejenigen, denen ein schwerer Verlauf der Krankheit droht – festlegen, dass sie lieber keine Intensivtherapie und schon gar kein Beatmungsgerät in Anspruch nehmen möchten, bleiben eher genügend Betten für die anderen übrig. Die Gefahr einer Knappheit sinkt … Da kann man schon auf den Gedanken kommen, es bestünde eine moralische Pflicht, sich selbst vorzeitig auszusortieren."[2]

Ein schwieriges Thema …

Hilfe bei der Selbst-Tötung
Mit einer gewöhnlichen Patientenverfügung (die vor allem
regelt, was ÄrztInnen im Notfall unterlassen sollen) hat das
Folgende nichts zu tun: Mittlerweile wurde (auch) in Österreich
das Verbot aufgehoben, andere bei der Selbst-Tötung zu
unterstützen.

Darüber kann man interessante und wichtige ethische Diskurse
führen. In der Dezemberstimmung, in der ich mich im Moment
befinde, beschäftigt mich aber vor allem, ob dies ein
gesellschaftlicher Schritt weiter in den Zynismus und die
Depersonalisation ist (vgl. das vorige Kapitel).

Jedenfalls weiß ich von Situationen, in denen es Betreuenden
wichtig war, sagen zu können: „Wenn ich dir da wirklich etwas
besorge, komme ich ins Gefängnis", so brauchte man sich vor
der manipulativen Mutter oder Großtante nicht weiter zu
rechtfertigen, wenn man diese Hilfeleistung nicht zu erbringen
bereit war. Das Verbotsgesetz hatte ihnen den Rücken gestärkt.

Häusliche Gewalt
„Ich pflege meinen Ehemann seit acht Jahren. Er ist an Demenz
erkrankt. Dreimal die Woche geht er in eine Tagespflege. Das
entlastet mich sehr! Nun geht das nicht mehr. Wir beide sind zu
Hause eingeschlossen. Wenn das noch länger dauert, weiß ich
nicht, was mit uns passiert", berichtet eine Betreuende.[4]

Wie entlastend könnte hier eine gut moderierte Angehörigengruppe sein, denke ich, und wie schade ist es, dass gerade solche
Treffen derzeit nicht möglich sind!

Vorwärts zum ‚normalen' Alltag
Mit diesem Gedanken beende ich das ‚Lockdown-Update' dieses
Buches und kann Sie in den folgenden Kapiteln wieder in den
Alltag von ‚normalen' vor-Ort Gruppen- und Einzeltreffen mit
betreuenden Angehörigen und mit Betreuten begleiten. In
Situationen, die Entwicklung ermöglichen und Hoffnung geben.

Literatur

1 www.fatherly.com/play/best-coronavirus-jokes/

2 Streek N. Patienten-Verfügungen gegen Bettenknappheit?
https://alzheimer.ch/index.cfm (Aufruf 01.11.2020)

3 Wochele T. in: ‚Am Schauplatz', ORF 2, 26.11.2020 und persönliche Mitteilung

4 Benoy C (Hg.) (2020). COVID-19. Ein Virus nimmt Einfluss auf unsere Psyche.
Einschätzungen und Maßnahmen aus psychologischer Perspektive. Kohlhammer,
Stuttgart

12.
Was will gehört werden?

Betreuung als Herausforderung

|

Nach dem ‚bunt gemischten Strauß' der vorigen Kapitel lade ich
Sie ein, mit Muße und vielleicht mit einer Extraportion Geduld
lesend-beobachtend an einer ‚durchschnittlichen' Gruppe von
betreuenden Angehörigen teilzunehmen. Ein Glossar der
verwendeten tiefenpsychologischen Begriffe (gekennzeichnet
mit *) findet sich im Anschluss an dieses Kapitel.

Ich beginne die erste Sitzung mit dieser neuen Gruppe, ohne
etwas zu sagen. Hilde fragt, ob das das Spiel sei, ‚wer am
längsten schweigen kann'. Marlene schließt sich an: „Ich kann
auch lange schweigen". Nachdem ich weiterhin nicht das Wort
ergreife, sagt Annegret, wohl, um die entstandene Spannung zu
mildern: „Die Arbeit in einer Gruppe kann sehr nützlich sein".
Damit hat also ein Mitglied der Gruppe das gemeinsame Motto
vorgegeben.

Auch weiter ist die Gruppe aus sich selbst heraus aktiv. Caroline
nimmt Annegrets Beitrag auf: „Ich hoffe, dass man in der Arbeit
hier ‚etwas auf den Tisch legen kann'". Damit ist nun auch
skizziert, womit die Gruppe arbeiten wird – relevant ist immer
genau das, ‚was auf den Tisch gelegt wird'.

Jetzt beginnt Sybille, nachdem sich die Spannung des anfänglichen Schweigens gelöst hat, zu weinen. Auch nicht verbal
ausgedrückte Emotionen haben also ihren Platz im Geschehen.

Als nächstes setzt sich Marlene auf den leeren Platz neben
Sybille, d.h.: Die Teilnehmerinnen stehen einander bei und auch
Veränderungen von Sitzplatz (und Perspektive) sind möglich.

Ich biete Taschentücher aus der Box an: Keine tröstenden Worte, keine körperliche Berührung, sondern praktische Taschentücher. Ich bin aufmerksam, wahr-nehmend und zu-lassend, lasse die Spannung anwachsen und konstruktive Ventile finden, greife aber wenig ein. In diesen ersten Minuten ist bereits klargeworden, dass die Gruppe gut arbeiten wird.

Nun meldet sich Caroline zu Wort, sie wüsste gern, wer die anderen sind. Sie initiiert eine Vorstellungsrunde. Diese ist eine Erholungspause nach dem emotionalen Beginn der Gruppe, die Teilnehmerinnen tauchen als Individuen mit Alltagsbezügen auf. Während die Vorstellungsrunde noch ihren Lauf nimmt, kommt Sandra mit halbstündiger Verspätung und entschuldigt sich, es sei wegen eines anderen Termins. Wir nehmen die Entschuldigung an. Damit ist für alle klar, dass auch Anwesenheit ein Thema im Setting ist.

Im Folgenden ermuntere ich Gundi, die sich bisher nicht am Geschehen beteiligt hat und sehr verschlossen wirkt, sich auch vorzustellen. Gundi erklärt, dass sie sich „verweigert", dass sie „gar nicht mitmachen will". Ich habe den ,steckenden' Prozess jedenfalls angesprochen und Gundis Widerstreben ist nun in Worte gefasst und bewusster Teil dessen geworden, was ,auf dem Tisch liegt'.

Nun entspinnt sich unter den Mitgliedern ein Gespräch über das Gefühl, „als Betreuende nicht zu genügen". Von wem genau diese Beiträge stammen, kann ich mich nicht erinnern, ich bin in diesem Moment (wohl im Sinne einer ,Gegenübertragung'*) mit dem Gedanken beschäftigt, ob ich der Gruppe wohl genug bieten kann, und weiter, ob genau das vielleicht jenes Gefühl des Ungenügens ist, das die Teilnehmerinnen ihren Angehörigen gegenüber haben.

Sybille sagt, sie sei traurig, ungläubig, ratlos in Bezug auf ihre Freundin und deren Verfall, auch wütend und hilflos. Damit schließt sie sehr differenziert an ihr früheres Weinen an.

Caroline meint, zum Thema ,Ungenügen' fürchtet sie vor allem ihre eigene Ungeduld. Marlene spricht als Ausweg an, wie wichtig es sei, als Betreuende ,abschalten zu können'. Hier steigt Elisabeth damit ein, dass es für Betreuende hilfreich sei, sich bedanken zu können, dankbar zu sein. Und Marlene steuert bei, dass es ihr hilft, sich zu fragen: „Was war schön an diesem Tag?" Die Stimmung in der Gruppe wird zusehends gelöst, fast als sei man einem Ziel nahe.

Nun erzählt Elisabeth, sie sei allein mit der Betreuung, weiß bei manchem nicht, ob sie es richtig macht, kann sich nicht darüber aussprechen: „Wenn ich ein bisserl reden kann, ist mir schon leichter". Die Atmosphäre in der Gruppe hat es erlaubt, sich zu outen, und – auch ohne gleich Lösungen zu besprechen, Tipps und Ratschläge auszutauschen – wird ihr ,leichter'.

Während ich noch reflektiere, wie wichtig das Eingestimmtsein ist, sagt Hilde, dass es hilfreich sei, auf den jeweiligen Tag zu fokussieren, dass ihre Parole „Dieser Tag" lautet. Caroline meint dazu, es nütze viel, nichts vom Vortag mitzuschleppen, Sybille bestätigt, dass es gut tut, immer wieder neu zu beginnen. Ich denke an Konzepte christlicher und asiatischer Weisheit (,sorgt euch also nicht um morgen, denn der morgige Tag wird für sich selbst sorgen' und ,Anfängergeist'), schweige aber. Dabei genieße ich das Gefühl, dass die Themen und Schwerpunkte der Sitzung ohne meine Intervention ,wie einem roten Faden folgend' auftauchen.

Gundi kontrapunktiert nun diese allgemein akzeptierten Beiträge damit, dass es Erleichterung bringen kann, „an den Tod des zu betreuenden Angehörigen zu denken". Diese mutige Aussage verstärke ich mit: „Der Tod des Angehörigen als Ressource" und staune ein wenig, dass dies von der Gruppe ohne pietätvollen Widerspruch aufgenommen wird. Diese Frauen sind authentisch.

Annegret nimmt das Thema vom Tod eines Verwandten auf und versucht zugleich, die entstandene Spannung zu lösen, indem sie einen *Traum** berichtet: „Meine Mutter ist im Himmel und schickt ein E-Mail, dass sie ihre Handtasche vergessen hat". Teilnehmerinnen lachen. Mir fällt – zumindest nach Freud, der die Handtasche als erotisch-weibliches Symbol auffasst – der sinnliche Gehalt dieses Traumes auf, der damit einen guten Gegensatz zum Thema ‚Tod‘ bietet. Um die Gruppe (und mich?) nicht zu überfordern, gebe ich allerdings keine Deutung.

Ich blicke nun nicht zu Annegret (oder, was auch zu meinem Repertoire gehört, auch nicht unfokussiert in die Runde oder zu Boden), sondern nochmals zu Gundi. Diese sitzt entspannt und sagt, dass sie sich jetzt auf das freut, was im Verlauf der Gruppe noch kommen wird. Gundi hat also ihren anfänglichen *Widerstand** aufgelöst. Auf Nachfrage stellt sie sich jetzt kurz vor. Marlene meint, sie freue sich, dass das jetzt gelungen ist.

Auf Annegrets Traum wird nicht weiter eingegangen, dass hier ein ‚loses Ende‘ (vorübergehend) lose bleiben kann, hat sich damit ebenfalls gezeigt.

Einige Minuten vor Schluss der Doppelstunde deute ich auf die Wanduhr; damit leite ich eine Reihe von Abschlussbemerkungen ein. Sybille sagt, sie könne es kaum glauben, dass die Anwesenden sich erst seit zwei Stunden kennen, ihr Gefühl der Verbundenheit sei so groß. Hilde stellt fest, sie wisse jetzt, dass sie in der Gruppe bleiben wird. Elisabeth staunt, wie viel passiert ist in dieser ersten Sitzung. Während die Teilnehmerinnen den Raum verlassen, bleibe ich sitzen und grüße durch Handzeichen. Ich fühle mich verbunden, dankbar und wohl in meiner Funktion.

Ein eigener Traum: In der Nacht nach der ersten Sitzung habe ich folgenden Traum: „Ich befinde mich in der Meditationsgruppe, an der ich regelmäßig teilnehme; eine der Anwesenden haben wir getötet, reden aber nicht darüber. Mich quält das, die Lustigkeit der Gruppe ist unecht. Die zwei kleinen herzigen Kinder der Toten sind da. Ob ich eines adoptieren sollte?"

Ich deutete mir diesen Traum als Anzeichen eines inneren Konfliktes, mit dem Thema ‚Tod eines Angehörigen' (Gundis Einwurf) so schnodderig umgegangen zu sein. Mit fällt ein, dass ich nach dieser Intervention im Konflikt war, mit welcher der beiden Frauen ich nun interagieren sollte, mit Annegret (‚mir fällt der erotische Gehalt des Traumes auf') oder mit Gundi (‚ich blicke nochmals zu ihr') – geträumt und *gedeutet** als zwei Kinder und eine Adoption.

Meine Reflexion zu diesem Traum ist für meine weitere Arbeit wichtig, ich spreche in der Gruppe aber nicht darüber.

‖

Die InteressentInnen für diese *psychotherapeutisch-analytische** Angehörigengruppe wurden über den Rundbrief des geronto-psychiatrischen Zentrums vorinformiert:

Die private Betreuung/Pflege von Angehörigen stellt besondere Anforderungen:

- *die Betreuungssituation hat sich oft ungeplant eingestellt*
- *die nötigen Kompetenzen mussten oft sehr kurzfristig erworben werden*
- *der Erwartungsdruck, auch die Erwartung an sich selbst, ist oft enorm*
- *eine enge Beziehung zur bedürftigen Person macht die Aktivitäten zusätzlich komplizierter*

Eine betreuende Beziehung aufrecht zu erhalten, ist oft einfach lebensnotwendig. Wenn sie gelingt, kann das auf beiden Seiten als sinnstiftende Lebenserfahrung erlebt werden.

Auch diese Gruppe trifft sich alle zwei Wochen abends für jeweils eine Doppelstunde. Auch mit diesen Teilnehmerinnen habe ich zuvor einzeln Gespräche geführt. Im ersten Halbjahr arbeiten neun Frauen zwischen 40 und 85 Jahren, alle Ange-hörige von Personen mit Demenzdiagnose, unter meiner Gruppenleitung (oder vielleicht besser ‚Gruppenmoderation').

Zu Beginn der ersten gemeinsamen Sitzung verweise ich kurz darauf, wie wichtig es ist, regelmäßig an der Gruppe teilzunehmen; dass unter Verschwiegenheit außerhalb der Gruppe zu verstehen ist, man solle allenfalls von eigenen Erfahrungen erzählen, aber die Privatsphäre anderer schützen, und lade zu *freier Assoziation** ein: „Sagen Sie in der Gruppe, was Ihnen spontan durch den Kopf geht".

Die Teilnehmerinnen werde ich im folgenden Kapitel näher vorstellen; hier soll es um die Anliegen und Themen gehen, die sie verbinden; ich habe also ,die Gruppe als Ganzes' im Blick.

III

Die Gruppe als Ressource
Die Arbeit der Gruppe ist geprägt vom Gefühl, ,wir sitzen alle im selben Boot'. Schon in der ersten Sitzung schildern die Teilnehmerinnen, dass sie im Alltag oft nicht über ihre Belastungen sprechen können, oder dass sie mit ihrer Tätigkeit abgewertet werden: „Warum tust Du Dir das eigentlich an?", hören sie. Ich hingegen teile die Wertschätzung von Menschen, die altruistische Kompetenzen haben und weiß (auch aus persönlicher Erfahrung), dass private Betreuung problematisch sein kann. Die Erleichterung der Teilnehmerinnen, sich in einem geschützten Rahmen austauschen zu können, wird deutlich: „Hier kann ich wirklich etwas auf den Tisch legen", „Es ist gut, sich zeigen zu können, wie man ist".

Die Angehörigen
Ausführlich schildern die Teilnehmerinnen die Angehörigen, die sie betreuen, und wie diese sich verhalten. Diese Schilderungen von Menschen, die viel von ihrem ,normalen' Bezugsrahmen verloren haben, sind sehr berührend, besonders, weil die Betreuenden noch Zugang zu Identitäts-Bruchstücken ihrer Angehörigen haben und sie weiterhin als ,Gegenüber auf Augenhöhe' erleben können: „Es lohnt sich", „Es kommt auch etwas zurück". Zuweilen ermuntere ich, sich stärker auf die eigene Person, die

eigene Befindlichkeit zu beziehen: „Sie sind hier neun, und nicht 20 Personen, Ihre Angehörigen sind also im Moment nicht mit anwesend".

Selbstverständlich spielen die Betreuten – und auch andere Beteiligte – in meinen Augen eine wichtige Rolle. Die Bemerkung, dass sie im Moment nicht anwesend sind, wendet sich nicht gegen systemisches Denken, sondern soll auf pathologisch anmutende Verhaftungen, sozusagen auf Co-Abhängigkeiten, hinweisen.

Zu Beginn einer der Sitzungen telefoniert Hilde (im Vorraum) noch mit ihrer Mutter; die Gruppe ist derweil wie gelähmt, die Teilnehmerinnen finden keinen Zugang zueinander oder zu gemeinsamer Arbeit. Ich eröffne diese Sitzung mit der Bemerkung, dass die gelähmte Gebundenheit der Gruppe an Hilde vielleicht irgendwie der Gebundenheit von Hilde an ihre Mutter entspricht und, so wie ein Telefonat während der Sitzung, eigentlich nicht nötig wäre.

Es fällt auf, dass eine Mutter-Kind-Situation unter umgekehrten Vorzeichen wiederholt wird: Die Mutter zeigt sich trotzig (‚bös‘), die Tochter versucht, ein traditionell elternhaftes Konzept umzusetzen: „Man kann nicht immer das tun, was einem gut tut", sagt Hilde, wobei hier ein entlarvender freudscher *Versprecher* (eine *Fehlleistung**) anzunehmen ist und sie vermutlich sagen wollte: „Man kann nicht immer das tun, was man gerade möchte". Meine Deutung ist: Hilde muss kontrollieren, um ihre Angst, verlassen zu werden, abzuwehren.

Sachfragen
Sachmeinungen („Nach der Vollnarkose war die Demenz viel spürbarer", „Viel Flüssigkeit ist wichtig") und das Austauschen von Tipps („Ein Pflegebett muss höhenverstellbar sein", „Institution X vermittelt Pflegerinnen für sechs Wochen, nicht nur für zwei oder vier", „Da lohnt es sich ja, um eine Erhöhung der Pflegestufe anzusuchen", „Wenn man eine 24-Stunden-Pflege

nimmt, gibt es einen zusätzlichen öffentlichen Zuschuss", „Ohne Patientenverfügung wäre manches viel schwieriger") lasse ich zu, verstärke sie aber nicht; ich weiß derartige Anliegen im gerontopsychiatrischen Zentrum durch parallele Veranstaltungen und Beratungsmöglichkeiten gut vertreten.

Gegenwärtigkeit und Geduld
Die Teilnehmerinnen kommen immer wieder darauf zu sprechen, dass Gegenwärtigkeit ihre hilfreichste Strategie sei: „Auf den heutigen Tag fokussieren", „Dieser Tag", „Nichts vom Vortag mitschleppen", „Immer wieder neu beginnen", „Die Kommunikation kann von Monat zu Monat unmöglich werden, daher die Möglichkeit jetzt nutzen".

Dies gilt, so erzählen sie, nicht nur im Umgang mit den Betreuten, sondern auch als allgemeine – psychohygienische – Lebenshaltung: „Das Leben Tag für Tag nehmen", „Mich fragen: Was war schön an diesem Tag?". Die Teilnehmerinnen berichten, dass ihnen gerade die Betreuungssituation die Gegenwärtigkeit nahebringt: „Meine Mutter lebt in ihrer Demenz im Hier und Jetzt – fast wie im Zen". Geduld wird als Kompetenz geschildert, die zu erlernen sowohl nötig als auch lohnend ist: „Muss ich vielleicht nach Indien, um als Yogi Geduld zu lernen?", „Endlich schaffe ich es darauf zu verzichten, meiner Mutter zu widersprechen", „Manchmal muss ich einen Umweg gehen, um bei meiner Schwester zu einem Ziel zu gelangen", „Es ist doch nichts dabei, wenn wir zwei statt einer Stunde brauchen", kleine Alltagsdinge werden als gemeinsame Erfolge verstanden: „Wenn sie es schafft, einen Schlüssel ins Schloss zu bringen oder einen Kuchen zu backen".

Gegenwärtigkeit ist natürlich auch eine meiner Grundhaltungen während der analytischen Sitzungen. Gegenwärtigkeit – *gleichschwebende Aufmerksamkeit**, wie Freud es genannt hat –, emotionale und kognitive Präsenz, kombiniert mit persönlicher

Zurückhaltung (*therapeutischer Abstinenz**) soll ja zu tieferem Verständnis führen. Letztlich sollen so *Bewusstes* und *Unbewusstes** aller Beteiligen zusammenwirken können.

Klärung

Das Thema „Klärung" wird in einer der Sitzung beispielhaft behandelt. Eva meint zur Gruppe, dass es „noch wichtige unausgesprochene Sachen" gebe, und zu Hilde speziell, dass diese wohl Probleme damit habe, die Mutter gehen zu lassen – ob da „noch etwas offen" sei? Hilde reagiert zunächst mit einem vehementen „Nein", darauf Eva: „Dann sind Sie Mutter-Seelenallein". Hilde stutzt und erzählt, dass sie ohne Vater aufgewachsen sei und die Mutter wirklich die einzige Bezugsperson war. Diese Interaktion ist ein gutes Beispiel dafür, wie Anspielungen und Deutungen der Gruppenmitglieder Prozesse in Gang setzen können. Hilde hat sich bewusst gemacht, dass ihr Klammern an der Mutter, ihre Angst im Zusammenhang mit deren Tod auch mit ihrer vaterlosen Biografie zusammenhängt und mit der aktuellen Situation weniger zu tun hat, als sie zunächst annahm.

Kontrolle

Organisiertheit („Bei der Betreuung muss man gut organisiert sein") und Kontrolle (Eva: „Warum muss Hildes Mutter eigentlich täglich geduscht werden?") sind wichtige Themen: „Wir glauben, immer mehr erreichen zu müssen, können nicht einfach laufen lassen…", „Es war auch bisher mein Stolz, checken zu können, zu organisieren, zu kontrollieren – das habe ich gebraucht". Das eigene Kontrollbedürfnis wird von anderen in der Gruppe konstruktiv relativiert.

Hierher gehört auch manche Verweigerung (die man auch als Selbstkontrolle verstehen kann) von Betreuten: „Mutter und Vater sind stur, sie nehmen keine Hilfe an" – und Machtkämpfe, die sich daraus entwickeln.

Ich mache darauf aufmerksam, wie viel Macht manche Eltern noch zu haben scheinen. Einige Sitzungen später berichtet eine Teilnehmerin, dass sie für ihren Vater einen Pflegeplatz sucht.

Allgemeine Belastungen
Die meisten der Frauen in der Gruppe teilen die Betreuung mit einer Helferin (stundenweise oder 24-Stunden-Pflege) oder einem Helfersystem (Heim) und erscheinen als gut organisierte, belastbare Personen.

Gefühle von eigenem Unvermögen tauchen auf: „Man wurschtelt sich halt so durch", „Ich weine jetzt, weil ich mich so hilflos fühle", das Thema ‚Ausgebranntsein' wird angesprochen: „Wenn man zu viel erwartet, brennt man leicht aus", Depression klingt an: „Ich kann nicht sagen, was für mich ein freies Leben ausmachen würde". Dies ist aber nicht vorherrschend. „Ein schlechtes Gewissen zu haben", wenn man sich um eigene Belange kümmert, die nichts mit der Betreuung zu tun haben, ist den Teilnehmerinnen allgemein bekannt.

Die Panik beim Gedanken an das (eigene) Sterben hat Hilde verlassen, nachdem ihre Mutter gestorben ist: „Ein Knoten ist gelöst".

Probleme mit der Abgrenzung können auch über körperliche Reaktionen ausgedrückt werden: „Gestern ist meine Oma wieder probegestorben ... dann habe ich gekotzt". Gundi ist im Gastgewerbe aufgewachsen, wo die Eltern „da waren, aber nicht präsent" und einen „an einer intuitiven Leine gehalten haben" – ein Zustand, der sich jetzt als Gefühl der Unentrinnbarkeit äußert?

Sehr schwer ertragen es manche TeilnehmerInnen, wie sich die Persönlichkeit ihrer Angehörigen verändert. Ich nutze diese Betroffenheit: „Das ist ein guter Grund, beizeiten mit eigener Selbsterfahrung zu beginnen".

Trauer

Von Trauer berichten die Teilnehmerinnen in unterschiedlichen Kontexten: „Als meine Mutter damals starb, hatte ich einen Durchhänger", „Wenn mein Vater jetzt sterben würde, das wäre schon echt schlimm", und vom Verblassen: „Meine Freundin interessiert sich nicht mehr für Reisen oder Literatur ... ihr Verfall tut mir weh, ich bin oft an der Kippe zum Verzweifeln".

Einig sind sich die Anwesenden darüber, dass Trauer eine wichtige Funktion hat, um Abschied nehmen und neu beginnen zu können.

Aggression

Mit wachsender Sicherheit in der Gruppe sprechen die Teilnehmerinnen von ihrer Furcht und von ihren Erfahrungen, den Betreuten gegenüber ungeduldig oder grob zu werden: „Ich will nicht hässlich zu meinem Vater sein", von der Schwierigkeit, selbst abzuschalten: „Manchmal möchte ich einfach die Tür zusperren und weggehen".

Im *tiefenpsychologisch*-analytischen* Setting lassen sie auch lange zurückliegende Wut zu: „Ich hab von ihm als Kind gleich eine Watschn gekriegt, wenn ihm etwas nicht gepasst hat", erzählen sie über die, die sie jetzt betreuen.

Ein wichtiges Thema sind weitere Verwandte, vor allem Geschwister, die sich bislang nicht an der Betreuung beteiligt hatten, samt Ärger und Zorn über diese: „Ich hab eine Wut auf die Geschwister, die bei der Pflege gar nicht helfen!"; später geht es auch um Strategien, wie man diese Personen einbinden könnte: „Das kann ich meinem Bruder antun!"

Wichtig werden Todeswünsche, die man sich jetzt bewusst zu machen und einzugestehen traut: „Bei Naturvölkern gehen alte Menschen in den Schnee", „Der Gunter Sachs hat das elegant gemacht". Akzeptiert wird auch, dass es erleichternd sein kann, an den Tod des Betreuten zu denken: „Eine Erlösung (der Oma) wäre schön".

Mich beschäftigt, wie weit die Teilnehmerinnen bereits auffällig aggressionsgehemmt (‚nett', ‚brav') waren, bevor sie Betreuungen übernahmen, und wie stark die Betreuung zu einer weiteren Aggressionshemmung beitrug und beiträgt.

Sterben und Tod, Verstorbene – Träume
Die Themen ‚Sterben' und ‚Tod' vermeiden die Teilnehmerinnen zunächst eher, oder sie berühren sie, wie eben beschrieben, im aggressiven Kontext, wobei sie auch von der eigenen Person sprechen: „Ich werde kein Pflegefall, lieber ...", gefolgt von einem entspannteren Umgang mit dem Thema: „Jetzt habe ich den richtigen Spruch für die Parte für meinen Vater gefunden, für den Fall ...". Mit dem Tod des ersten Angehörigen einer Gruppenteilnehmerin tauchen weitere Emotionen auf: „Geweint hab ich schon, aber meine eigene Angst ist weg"; und, von einer anderen Teilnehmerin, die sagt: „Gott sei Dank – Sie dürfen jetzt leben!".

Interessanterweise betreffen die Träume, die in den Sitzungen erzählt werden, alle das Thema ‚Angehörige und Tod'. Elisabeth: „Mein (verstorbener) Vater sitzt droben im Baum und lässt es sich gut gehen", Eva: „Eine Verstorbene, der es als Taube gut geht", Marlene: „Ich und mein Bruder laufen dem Vater nach, der aber ist viel schneller und verschwindet", Caroline: „Zu dritt im hohen Gebirge, meine (demenzkranke) Schwester und eine Bergfreundin laufen voraus, ich selbst traue mich nicht zu folgen, weil Tauwetter ist und links und rechts von der schmalen Schneebrücke das Wasser rinnt"; Annegrets Traum von der verstorbenen Mutter, die (sich, die Tochter, die Gruppe) an die ‚vergessene Handtasche' erinnert, wurde schon erwähnt.

Auch mein eingangs berichteter Traum bezieht sich interessanterweise auf den Tod und eine Verstorbene.

In eigene weltanschauliche Überlegungen abzudriften, würde den Fortgang des Gruppenprozesses behindern, dennoch assoziiere ich zu den Themen ‚Aggression' und ‚Sterben und Tod' den eigenen ‚Wunsch an mein Leben: Lange gesund bleiben und rechtzeitig sterben'. Ich ordne und differenziere für mich die Bereiche ‚Patientenverfügung', ‚Freitod' und ‚Sterbehilfe' und nehme wahr, dass die Gruppe die tabuisierten Bereiche (Freitod, Sterbehilfe) anspricht, nicht aber die eher organisierbare, realistischere Möglichkeit einer Patientenverfügung, etwa um auf lebensverlängernde Maßnahmen oder Wiederbelebung unter bestimmten Umständen zu verzichten. Um die Gruppe emotional zu entlasten, d.h. um an die Ressource des Lebendigseins zu erinnern, interveniere ich an einer Stelle mit der Bemerkung: „Frei-Tod. Ein beunruhigendes Thema. Frei-Tod und frei leben".

Privatheit und Professionalität
Die Atmosphäre der Gruppe erlaubt es auch, in der Betreuung der Angehörigen nach und nach mehr ‚Fremd-Üblichkeit' zuzulassen (d.h. die Haltung, als wäre man nicht familiärverwandt), denn: „Es ist gerade deshalb so schwer, weil man als Angehörige so nahe ist". Mit etwas Fremd-Üblichkeit ist man nicht mehr nur ‚privat' Tochter oder Partnerin, sondern auch ‚professionell' Betreuerin und hat damit die Möglichkeit, sich besser abzugrenzen. Allerdings ist noch immer eindeutig: Zwischen Professionalität und Privatheit „möchte ich doch lieber Tochter sein".

Es wird angesprochen, dass z.B. im britischen Gesundheitssystem betreuende Angehörige als ‚assistant caregivers' angesehen, fortgebildet und supervidiert werden. Indem die Teilnehmerinnen der Gruppe sehen, wie nützlich die eigene Rolle als Professionalistin sein kann, gewinnen auch externe Pflegekräfte ‚Gestalt' und werden als wichtige Teile des Netzwerkes geschildert.

Ich muss mich zur Ordnung rufen, das Thema ‚Privatheit und Professionalität' nicht zu sehr erzieherisch in den Vordergrund zu stellen, schließlich ist das eine ‚analytische' Gruppe, in der es darauf ankommt, dass die Teilnehmerinnen selber herausfinden, was für sie das Beste ist.

Im Zusammenhang mit ‚Privatheit und Professionalität' überlege ich, welche Rolle ich in den Augen der Teilnehmerinnen der Gruppe wohl einnehme. Vom Alter könnte ich für eine Teilnehmerin ‚Sohn', für eine andere ‚Vater', für die übrigen ‚Partner' oder ‚Bruder' sein; sehr stark habe ich den Eindruck, in dieser sonst ausschließlich aus Frauen bestehenden Gruppe im positiven Sinne den in der Betreuungssituation regelmäßig fehlenden Mann zu repräsentieren.

Weitere eigene Ressourcen der TeilnehmerInnen
Schließlich treten, vor allem in den späteren Sitzungen, weitere eigene Ressourcen in den Vordergrund: „Am Montag ist Enkerl-Tag", „Ich war wieder einmal auf dem Berg", das unterschwellige schlechte Gewissen, eigentlich ununterbrochen verfügbar sein zu sollen, durchbrechen jetzt Momente der Unbekümmertheit: „Ich bin einfach eine halbe Stunde im Garten". Zudem wird den Teilnehmerinnen bewusst, dass die Betreuungssituation auch positive Aspekte hat.

Auch ein Gefühl der Dankbarkeit wird als Ressource verstanden: „Es hilft, sich bedanken zu können, dankbar zu sein". Religion thematisiert die Gruppe – abgesehen von einigen „Gott sei Dank" – nur indirekt: Caroline erzählt vom – länger zurückliegenden – Sterben ihrer Mutter: „Erst noch die Agonie, dann das Versiegen des Pulses, dann ein Aufstrahlen der Augen, als wenn sie in den Himmel schaut, dann das Brechen des Blicks …".

Außerhalb der Gruppe sind Caroline und ich einander zufällig bei einer kirchlichen Oster-Andacht begegnet; dieses kurze Treffen wurde in der Gruppe nicht angesprochen.

Erotik

Annegrets Traum von der vergessenen Handtasche und meine Deutung als erotisches Symbol wurde schon erwähnt. Annegret erzählt auch, wie sie einen Ball besucht hat, aber: „Mir sind nur die Tränen in die Augen gekommen" – handelt es sich hier um Trauer über ungelebtes Leben?

Im weiteren Sinne zum Thema ‚Erotik' gehört, dass eine Teilnehmerin (aus ihrer beruflichen Vorerfahrung) berichtet, wie wichtig Berührung für alte Menschen ist, aber dass man das Schamgefühl nicht unterschätzen sollte.

In einer späten Sitzung stellt Gundi fest, dass ich ihr in der vorigen Sitzung „so eiskalt vorgekommen" sei. Ich erinnere mich an den Anlass (ich habe die spontane Erleichterung der Gruppe über den Tod von Hildes Mutter bewusst mitgetragen und verstärkt), gehe aber nicht auf die Bemerkung ein. In derselben Sitzung berichtet dann Gundi von ihrem Großvater, der früh schon nach buddhistischer Art meditiert habe, präsent war, im Schweigen dasitzen konnte, und nach einer Weile sagt sie: „Es gibt ja auch diese *Übertragungsliebe** dem Therapeuten gegenüber". Gundi kann in meinem nicht-eingreifenden Verhalten vermutlich positive Erinnerungen an ihren Großvater wiederfinden.

Für zwei der Teilnehmerinnen, die jeweils ihre Eltern betreuen, sind Ehepartner eine wichtige Ressource; diese werden selten und eher gegen Schluss der Gruppe erwähnt.

„Wirkungen und Nebenwirkungen der Sitzungen"

Nach dem ersten gemeinsamen Halbjahr frage ich nach „Wirkungen und Nebenwirkungen" der ersten zehn Treffen.

Marlene nimmt sich wieder Zeit, zu Fuß durch die Stadt zu gehen, genießt, was sie jetzt ‚notwendige Freiheit' nennt. Sie hat kein schlechtes Gewissen, im Garten zu arbeiten, während ihr

Vater ohne Aufsicht im Haus ist und eigentlich allerhand passieren kann.

Annegret meint, dass es ihr (immer noch) leichter fällt, über alles Mögliche zu sprechen, als über das ‚Eingemachte'.

Caroline tut sich viel leichter mit ihrer Schwägerin, seit sie die sympathisch-impulsive Gundi kennt.

Gundi schafft es, sich von der Schwieger-Oma abzugrenzen (die Besuche macht Gundis Mann) und sie wird die Betreuung der Alzheimer-diagnostizierten Mutter nicht übernehmen (dies werden die Geschwister tun).

Elisabeth sagt, das Wichtigste an der Gruppe sei es, Gleichgesinnte gefunden zu haben.

Nutzen aus der Betreuungssituation
Immer wieder berichteten Teilnehmerinnen, welchen Nutzen die Betreuungssituation – bei aller Belastung – dennoch für sie habe. Diesem Thema ist das folgende Kapitel gewidmet.

IV

Über das erste Halbjahr hinaus arbeitet die Gruppe noch ein weiteres Jahr gemeinsam:

Marlenes Vater ist gestorben, er „konnte gehen", sagt sie; nach seinem Tod hat auch ihre Mutter keine Angst mehr vor dem Sterben.

Annegret hat anderweitig eine Einzeltherapie begonnen.

Carolines dementer Bruder ist nach kurzer akuter Krankheit verstorben. Sie sagt, sie sei sehr froh für ihn, dass er für diesen Fall rechtzeitig mit einer Patientenverfügung vorgesorgt hatte: „Wenn er noch eine Infusion bekommen hätte, hätte er nicht gehen dürfen …"

Sybilles Freundin hat die Zeit, als Sybille im Krankenhaus und auf Rehabilitation war, gut mit Hilfe Dritter verbracht. Sybille macht dem Leiter ein Abschiedskompliment: „Es gibt selten jemanden, der so viel bewirkt, wobei er so wenig tut".

Gundis Schwieger-Oma ist verstorben. Gundi sagt, sie sei besorgt, wie die zukünftige Gesellschaft mit den vielen Pflegefällen umgehen können wird. Sie selbst wünscht sich jetzt „zwei Jahre Pflegepause".

Elisabeths Mutter ist nun in einem Heim untergebracht.

Evas Mutter ist jetzt ebenfalls in einem Heim untergebracht und sie (die Mutter) „betet für sich um ein baldiges gutes Ende".

Glossar

Abstinenz, therapeutische:
sich von vorschnellen Urteilen und Ratschlägen, sowie von Distanzlosigkeit und Übergriffigkeit fernhalten

Analytische Haltung:
interessiert-zugewandt der oder dem anderen helfen, Einsichten über sich selbst und die Beziehungen zur Mitwelt zu erlangen

Assoziation, freie (auf KlientInnenseite):
das Fließen(lassen) spontaner Einfälle

Aufmerksamkeit, gleichschwebende (auf TherapeutInnenseite):
Achtsamkeit, ohne bewusst zu filtern oder zu ordnen

Deutung:
Interpretation, (neue) Perspektive u.a. um Unbewusstes bewusst zu machen

Fehlleistung:
ein Signal einer unbewussten Intention, z.B. Versprechen, Verlieren, Vergessen

Gegenübertragung:
Übertragung (s.u.) aus TherapeutInnen-Perspektive

Tiefenpsychologie:
Psychologie nach Freud, die das Unbewusste und die triebhaften Anteile des Menschen einbezieht

Traum:
ein verschlüsseltes Signal aus dem Unbewussten, das auf verschiedenen Ebenen gedeutet und verstanden werden kann

Unbewusstes:
Anteile unserer Psyche, die unserem Denken und Erleben nicht direkt zugänglich sind

Übertragung:
eigene frühere psychische Erlebnisse können die aktuelle Beziehung in der Therapie stark färben und in ihr lebendig werden; dies wird in der Behandlung genutzt

Widerstand:
Selbstschutz davor, sich mit unbewussten Inhalten zu beschäftigen; wichtig zum Funktionieren im Alltag; in der Therapie werden Widerstände allmählich gelöst, um tiefere Einsichten zu gewinnen

13.
Nutzen Sie diese Lebensphase?

Betreuung als Chance

I

Marlene nutzt jetzt die Chance, mit beiden Eltern ‚richtig' als Familie zu leben, freundlich miteinander umzugehen, Feste miteinander zu feiern, ‚es nett zu haben' – anders als früher zuhause, wo wegen der Gastwirtschaft keine Zeit dafür war. Es gelingt ihr auch, einen Weg zu gehen zwischen ‚sich zeigen können, wie man ist' und ‚nicht hässlich sein': Geordnet sein, abschalten üben, geduldig werden. Sie ist souveräner als ihr Vater: „*Er* hat mich als Kind geohrfeigt"; sie kultiviert ihren langen Atem.

II

Hier handelt es sich um dieselbe Gruppe wie im vorigen Kapitel (12). Während es dort eher um die Gruppe als Ganzes mit ihren Bezogenheiten und Anliegen geht, fokussiere ich hier auf die einzelnen Teilnehmerinnen. Dabei gehe ich besonders der Frage nach, was sie von der Betreuungssituation ‚haben', von welchen ‚Profiten', welchen persönlichen ‚Nutzen' und Chancen sie berichten.

III

Hilde ist 67 Jahre alt, Single und im Ruhestand. Sie betreut und pflegt, unterstützt durch einen Pflegedienst, ihre demente Mutter (90); diese lebt in einer getrennten Wohnung zusammen mit ihrem zweiten Ehemann (85).

Hilde ist ohne Vater bei der Mutter aufgewachsen ist. Sie ist auch diejenige, die den Tod der Mutter als Katastrophe auf sich zukommen sieht und fast so phantasiert, als stürbe sie selbst.

Im Verlauf der Sitzungen ist sie erstaunt, dass sie doch einen Weg finden würde, mit dem Tod der Mutter zurechtzukommen; diese Überlegung bereiten sie gut auf den Tod der Mutter vor, der nach einigen Monaten überraschend eintritt. Hilde mag die Betreuungssituation auch gebraucht haben, um eigene Todesangst abzuwehren: Vor dem Tod ihrer Mutter habe sie ‚Panik gehabt beim Gedanken ans Sterben'; jetzt sei die Angst weg.

Marlene ist 66, lebt in Partnerschaft und ist im Ruhestand. Sie betreut und pflegt ihren dementen Vater (99), im gemeinsamen Haus lebt auch die Mutter (87).

Marlene ist die Teilnehmerin, die sich darüber freut, es jetzt mit ihren Eltern ‚nett' haben zu können. Zeitweilig ist sie auch abgrenzend-aggressiv, spricht von Kulturen, in denen alte Menschen in den Schnee gehen, um zu erfrieren und vom ‚eleganten' Freitod von Gunter Sachs. Trotz oder wegen der Schnoddrigkeit, die sie sich erlauben kann, ist aber deutlich zu spüren, dass sie sich mit ihrem Vater und mit ihrer derzeitigen Situation im Reinen befindet. Marlene meint, indem sie jetzt ihre Eltern betreue, zahlt sie an die Gesellschaft zurück.

Marlenes Vater stirbt im Anschluss an das erste Halbjahr der Gruppe, mit ihren Worten: „Er konnte gehen". Nun habe auch ihre Mutter keine Angst mehr vor dem Sterben.

Annegret ist 48, Single und steht im Berufsleben. Sie betreut ihren Vater (83), der im gemeinsamen Haushalt lebt.

Annegret bewundert ihren Vater, seine Interessen und Begabungen, sein gutes Auftreten trotz hohen Alters. Sie ist es, die den Traum von der Mutter und der Handtasche berichtet und von dem festlichen Ball, der sie selbst nur traurig gemacht hat. Annegret scheint die Betreuungsbeziehung zu ihrem Vater zu nutzen, um sich durch soziale Abenteuer (etwa eine Partnerschaft) nicht ablenken zu lassen, sich ihrer beruflichen Laufbahn zu widmen.

In das Bild gelingender Entwicklung passt, dass Annegret nach der Phase der Gruppensitzungen anderweitig eine Einzeltherapie beginnt.

Caroline ist 74, Single und im Ruhestand. Sie betreut ihre zunehmend demente Schwester (72); es besteht auch enger Kontakt mit ihrem ebenfalls dementen Bruder (70), der mit seiner Frau zusammenlebt.

Caroline war immer gern mit Schwester und Bruder zusammen, sie weiß, dass miteinander zu plaudern bald unmöglich sein wird, daher nutzt sie die Situation jetzt. Caroline fühlt sich religiös geborgen; sie übt den Umgang mit Lebensweisheiten, die ihr der Betreuungsalltag nahelegt („nichts vom Vortag mitschleppen", „Immer ehrlich sein", „Manchmal eben Umwege gehen", „Freude über die kleinen Sachen pflegen", „Es sich gut gehen lassen können"). Die Betreuungssituation mit zwei dementen Geschwistern hilft ihr wohl auch, Ängste in Bezug auf ihre eigene Gesundheit, von denen sie in der Gruppe öfters spricht, abzuwehren.

Im zweiten Halbjahr der Gruppe verstirbt ihr demenzkranker Bruder nach kurzer akuter Krankheit.

Sybille ist 85 und im Ruhestand. Sie betreut ihre zunehmend demente Lebensgefährtin (82), die im gemeinsamen Haushalt lebt.

Sybille nutzt oder ‚braucht' die Betreuungssituation als ganz selbstverständliche Weiterführung ihrer Lebenspartnerschaft, die durch Zuwendung und Gemeinsamkeit gekennzeichnet ist.

Ihr ‚Profit' aus der neuen Situation besteht darin, dass sie mit ihrer Gefährtin den bisherigen Lebensweg fortsetzen kann, wenn auch zuweilen nahe am Verzweifeln, oft traurig, weil sich die Freundin nicht mehr für gemeinsame Hobbys interessiert.

Gundi ist 47, verheiratet, hat ein Kind und steht im Berufsleben. Sie betreut ihre Schwieger-Großmutter (98), die seit einigen Wochen in einem Heim untergebracht ist.

Gundi meint, wichtig sei ihr bisher der Stolz gewesen, ‚checken' zu können, zu organisieren, zu kontrollieren. Wenn sie begeistert von ihrer Schwieger-Oma erzählt, die ‚noch lebensdurstig ist, noch die Fülle sucht', scheint dieser Kontakt stimulierend zu sein. In der Betreuung lernt Gundi, sich besser abzugrenzen: „Es gibt ja auch die Geschwister".

Nachdem die Gruppe ausgelaufen ist, entscheidet sie sich, die Arbeit in Einzelsitzungen fortzusetzen.

Elisabeth ist 55, geschieden, hat zwei erwachsene Kinder und ist im Ruhestand. Sie betreut ihre demente Mutter (76), die im gemeinsamen Haushalt lebt.

Elisabeth antwortet auf meine Frage: „Brauchen Sie die Betreuungssituation?" impulsiv mit: „Ich brauche die Situation nicht! Mir würde schon was anderes einfallen". Sie erwähnt allerdings, dass sie mit der nicht unproblematischen Schwerkranken erfolgreich Mitleid und Gelassenheit kultiviert: Sie verzichtet darauf, der zu Pflegenden, die zu Wutanfällen neigt, zu widersprechen. Sie ist die Teilnehmerin, die die Geisteshaltung des Zen erwähnt („meine demente Mutter lebt im Hier und Jetzt – fast wie im Zen"). Die Entschlossenheit von Gunter Sachs zum Suizid bewundert sie: „Die Kraft musst du aufbringen" und sie kommt immer wieder auf das Thema Freitod zurück, und dass sie kein Pflegefall werde. Ob sich dies als ‚Nutzen' für Elisabeth sehen lässt, kann ich nicht beurteilen.

Im Anschluss an das erste Halbjahr der Gruppe bringt Elisabeth ihre Mutter in einem Heim unter.

Eva ist 53, verheiratet, hat eine erwachsene Tochter und steht im Berufsleben. Sie betreut, unterstützt durch ihre beiden Schwestern, ihre demente Mutter (83), die vor kurzem in ein betreutes Wohnen übersiedelt wurde.

Eva nützt die Betreuungssituation, um Fragen von Nähe und Distanz zu klären: „Gelassen sein und sich gut abgrenzen", „Eine überzogene Erwartungshaltung kann leicht zum Ausgebranntsein führen". Wenn ihre demente Mutter, die sie nicht mehr erkennt, zu Eva sagt: „Du bist eine liebe Frau", dann zeigt das, dass eine gewisse Fremdheit für beide Seiten nicht unbedingt angstmachend sein muss und man trotzdem eine Beziehung halten kann. Berührend empfindet Eva auch, dass ihre desorientierte Mutter, die sie zwar nicht mehr persönlich erkennt, bislang in ihrer religiösen Bindung verankert geblieben ist: „Sie betet für sich um ein gutes Ende".

Allerdings meint Eva, dass es „noch wichtige unausgesprochene Sachen gibt" und, dass nach ihrer Erfahrung (als Krankenschwester) Patienten oft starben, wenn etwas Wichtiges ‚erledigt' war.

IV

Einen fertigen ‚Nachspann' hat dieses Kapitel nicht. Die tapferen Frauen leben ihre Geschichten weiter. Sie haben Ressourcen entdeckt, die ihnen helfen, diese fordernde Zeit als wichtigen Teil ihres eigenen Lebens zu verstehen. Auf diesen Abschnitt können weitere, andere Entwicklungen folgen.

14.

Was kann der Vater dafür?

Verstrickungen und Lösung

I

„Eislaufplatz, alles wie festgefroren. Die Mutter schaut weg, der Vater ist weit entfernt" – so zeichnet Frau K. im Traum ein Bild ihrer Kindheit.

Dieses Kapitel zeigt, was es für eine Betreuungsbeziehung bringen kann, sich tiefer auf die eigene Biografie einzulassen.

II

Frau K. ist eine attraktive 56-jährige Frau, sie war über viele Jahre beruflich erfolgreich, ist verheiratet. Ihre Mutter ist vor drei Jahren gestorben. Der Vater ist mittlerweile 82 Jahre alt, u.a. herzkrank und Krebspatient und lebt (mit seinem Hund) allein in einem ‚zu großen' Haus. Er neigt zu cholerischen Ausbrüchen, nimmt stark an Gewicht ab und verwahrlost zusehends. Frau K. ist derzeit die einzige Bezugsperson, andere Hilfen lehnt er ab.

III

In einer psychotherapeutischen Praxis können Gespräche auch unorthodox beginnen. Zu Beginn des ersten Treffens – es ist Ende April und wir sitzen auf dem geschützten Balkon im dritten Stock, die hohen Bäume, deren Kronen uns umgeben, sind schon grün – folge ich einem spontanen Einfall mit der Frage: „Können Sie sich vorstellen, wie Ihr Vater die Stiege hinunterfällt?", worauf Frau K. eingeht mit: „Ich stelle mir eher einen Verkehrsunfall vor". Sie sei ‚innerlich aggressiv' (was ich anscheinend gespürt habe): „Dinge von früher kommen hoch, ich fühle mich wie eine Zwölfjährige". Sie spiele aber dem Vater gegenüber den ‚Sonnenschein': „Sonst würde es auf mich selbst zurückfallen", meint sie. „Dabei nehme ich jetzt immer mehr die ‚Putzlappen-Rolle' ein, die hatte meine Mutter so lange für den Vater. Ich bin der Putzlappen für ihn, die ‚Gute' ist meine Schwester." Diese Schwester – ebenso wie ein Bruder – sind für die nötigen Aufgaben in der Betreuung allerdings kaum verfügbar. Bei ihr selbst aber – allein gelassen mit diesen Aufgaben – kreisen (‚rennen') die Gedanken, sie schlafe schlecht.

Ich mache Frau K. klar, dass ich es für sehr wichtig halte, dass sie sich für den Vater engagiert, aber voraussehe: „Sie werden nicht immer nur die gute Tochter bleiben können". Zudem sprechen wir über die Möglichkeit, dass Frau K. sich anderweitig Psychopharmaka verschreiben lässt.

Beim zweiten Treffen berichtet sie von einem cholerischen Anfall des Vaters: „Es war schon immer so – Konflikte hielt er nicht aus". Wir besprechen, welche organisatorischen Aufgaben eigentlich anfallen und dass einiges – bezahlte Nachbarschaftshilfe, routinemäßige Anrufe – auch von anderen erledigt werden könnte. „Damit können Sie Ihren Vater ‚einen guten Mann sein lassen', wenn Ihnen danach ist", meine ich.

Beim dritten Treffen – am *14. Mai* – spricht Frau K. von ‚schlechtem Gewissen', aber nicht, wie man vielleicht annehmen könnte, ihrem Vater, sondern ihrer Mutter gegenüber: „Weil ich sie, wie ich schon erwachsen war, nicht verteidigt habe dem Vater gegenüber, mehr noch: Weil ich *ihn* gestützt habe".

Ich frage, ob sie sich jetzt ‚an der Seite des Vaters' in einer falschen Rolle sieht, das bejaht sie. Die Mutter, eine vom Leben verbitterte Frau, habe übrigens schon über den Vater geklagt, als sie, die Tochter, erst zehn Jahre alt war. In Frau K. als erwachsener Frau erlebe ich die Zehnjährige in einem heftigen (unzumutbaren) Konflikt zwischen Vater und Mutter, wem ihre Loyalität gehört, gehören darf.

Am *28. Mai* erzählt sie einen Traum: „Ein Bekannter wird von Zombies erstochen. Ich versuche, den Hinzukommenden zu erklären, was geschehen ist, aber man will mich nicht hören. Ich versuche zu reden, zu schreien, aber es kommt nichts heraus. Das dauert endlos lange. Schließlich suche ich die Straßenbahn und finde die richtige". Gefragt, was ihr dazu einfalle, meint sie: „Beim Vater komme ich nicht durch, er will nichts hören, man kann mit ihm nicht reden". Weiter erzählt sie vom ‚großen Krach‘, als sie neun oder zehn Jahre alt war: „Vati hatte eine Geliebte und das hat er der Mutter erzählt. Bis dahin konnte ich daheim sagen, was mir wichtig war. Danach war alles anders".

Irgendwann, meine ich, habe sie dann aber – siehe das Traumbild – ‚die richtige Straßenbahn gefunden‘, etwas, das sie an einen besseren Ort befördert hat. In der folgenden Nacht träume *ich* von ihr: Sie geht an einem Bach mit klarem Wasser entlang. Diesen Traum behalte ich für mich.

Unser nächstes Treffen findet am *18. Juni* statt, Frau K. war in der Zwischenzeit mit ihrem Mann verreist, und sie hat auch ihre Schwester besucht. Sie spricht von ihrem Beruf, von der schleppenden Auftragslage, dass sie zwar eigentlich finanziell ‚ausgesorgt habe‘, aber sich doch noch Aufgaben wünscht. Während sie spricht, entsteht in mir das Bild eines schweren Zuges mit Dampflok, Frau K. versucht ihn zu schieben, er bewegt sich nicht. Daneben stehen bunte Fahrräder, bereit, frei verfügbar, mit Jausenpaketen und Sturzhelmen. Ich erzähle von dem Bild, Frau K. sagt, dass sie sich damit gut verstanden fühlt. Von ihrem Vater spricht sie in dieser Stunde nicht.

Am *25. Juni* kommt Frau K. auf den ‚Knacks‘ in der Ehe ihrer Eltern zurück. „Ein verrosteter Zug, kein Lokomotivführer", verwendet sie mein Bild. „Und ich fühle mich zuständig. Ich war Liebkind des Vaters", sagt sie. Dann erzählt sie den Traum, in dem alles wie festgefroren ist und die Eltern wegschauen. „Ein Mann taucht auf (jener, der im früheren Traum von den Zombies massakriert wurde), er und die Mutter hassen einander. Der Mann hat eine alberne rote Quastenmütze auf, ich will ihn davor bewahren, sich damit lächerlich zu machen, dringe damit nicht durch zu ihm." Die Frage, ob es sich bei dem Mann im Traum, den sie sozusagen massakrieren lässt, der sich lächerlich macht, zu dem sie nicht durchdringt, um ihren Vater handelt, diese Frage stellt und beantwortet Frau K. selbst: „Das ist ja wie bei meinem Vater!".

Beim nächsten Treffen, am *4. Juli,* erzählt sie, dass sie einen Wutanfall gehabt habe, der anders war als sonst: „Allgemeiner. Sonst ist meine Wut an Alltäglichem festgemacht". Sie informiert mich, was die Literatur über Zombies betrifft: „Dort müssen sie getötet werden, sonst stecken sie einen an", sagt sie, und fährt fort: „Der Mann im Traum wurde wie ein Zombie getötet. Man konnte ihn, wie einen Zombie, nicht kontaktieren. Ich werde nicht gehört".

Mir scheint es hier wichtig, alltägliche Realität in die gespenstische Stimmung dieser Sitzung zu bringen. Was ihr Vater sich eigentlich wünschen würde, frage ich. „Zu wissen, dass man ihn regelmäßig kontaktiert; dass er gegebenenfalls anrufen kann; dass man sich um seinen Hund kümmert", antwortet sie. Etwas anderes nehme er ohnedies nicht an: „Er verwahrlost einfach". Eigentlich, meint sie dann, wäre es ja gar nicht so schwer, ihm genau diese Wünsche zu erfüllen und auf weiteres zu verzichten. Dagegen stünde aber ihre Verzweiflung, dass es ihm so schlecht geht, ihr Mitleid. Wie alt sie sich fühle, wenn sie diese Verzweiflung spürt, frage ich; darauf sie: „Zwanzig". Und in diesem Alter halte sie es schon gar nicht aus, wenn der Vater tobt.

Ein paar Tage nach diesem Treffen, am *9. Juli,* habe ich einen Traum, der mich an Frau K. denken lässt: ‚Wald, in einem Unterschlupf neben einem Stein ein Mädchen, etwa zehn Jahre alt, ich glaube zuerst, es spielt Verstecken. Dann stellt sich heraus, dass das Mädchen ganz verlassen und verzweifelt ist und nur so tut, als würde es Verstecken spielen, damit niemand merkt, ‚was wirklich los ist'. Ich habe das Gefühl, dass ich Frau K. erst jetzt – nachdem ich diesen Traum gehabt hatte – richtig verstehe und frage mich, ob ich bisher zu kalt am ‚Organisierbaren' orientiert war und ihre Gefühle zu wenig wahrgenommen hatte.

In der Sitzung am *19. Juli* erzählt Frau K. ausführlich, wie es ihr mit dem Vater geht: „Die Besuche ziehen mich jedes Mal so hinunter, dass ich wie gelähmt bin". Was ihr helfen würde, frage ich. „Mich ausklinken können, ihn ein paar Wochen nicht sehen." Wer eigentlich wüsste, wie es ihr geht. „Mein Mann, Freundinnen, die Schwester. Der Vater sicher nicht!", antwortet sie.

Am *23. Juli* meine ich, sie wolle offenbar immer noch im Alleingang verhindern, dass der Himmel einstürzt. Daraufhin kommt sie auf die Zornanfälle ihres Vaters zu sprechen, die es gab, seit sie zehn war, seit dem Bruch seiner Ehe, seit er nicht mehr ‚Herr im Haus' gewesen sei und danach doch noch über 40 Jahre mit seiner Frau zusammenlebte. Ob ihr die Mutter jetzt beistehen würde, wenn sie noch lebte, frage ich, darauf sie: „Sie würde sagen, mit Genugtuung: ‚Da siehst du's jetzt'. Aber eine Wut auf ihn hätte sie, verstehen würde sie mich".

Am *30. Juli* berichtet Frau K.: „Jetzt war mein Bruder zu Besuch, er hat gesehen, wie verfallen der Vater ist, und auch, wie es mir geht, und dass ich nicht mehr sagen kann: ‚Ich mach das schon'". Sie scheint sehr entlastet; ein Treffen der drei Geschwister sei geplant.

In derselben Stunde erzählt sie mir von einer Abtreibung, die sie als junges Mädchen hatte, dass ihre Mutter ihr schon ‚rote Babyschuhe' geschenkt habe aber der Freund wollte das Kind nicht, trennte sich von ihr. „Ich hab mich nicht getraut, es allein auszutragen. Der Vater hat gesagt, ohne ‚Herrn im Haus' geht das sowieso nicht". Aufgebracht spricht sie von ihrer Wut auf den Kindesvater und auf ihren Vater, der sie ‚so erzogen' hatte.

In der Sitzung am *10. August* beginnt Frau K., über weitere Männerbeziehungen zu sprechen. Am *24. August* erzählt sie von einem früheren Freund, der immer wieder gewalttätig war. Es ist der ‚Bekannte' aus den Träumen, mit dem sie also im Traum eine Rechnung zu begleichen versuchte, und der nicht nur für den Vater stand, wie ich zu deuten versucht gewesen war. Frau K. sieht diese Verbindung allerdings auch: „Die cholerischen Anfälle meines Vaters sind auch so eine Art von Gewalt". Wir sprechen davon, dass dieser Ex-Freund vielleicht gerade deshalb in ihrem Leben hatte wichtig werden können, weil er ihrem Vater ähnelte.

Bis hierher, fasse ich für mich zusammen, hatte Frau K. in ihrem Vater den ‚mächtigen Mann' gesehen: Den, der ihre Kindheit und Jugend, ihre Partnerschaften geprägt hatte, dessen Vorbild für sehr vieles verantwortlich war. In dieser Stunde habe ich das Gefühl, dass sich die Perspektive verändert.

Frau K. tut es gut, über *genau diesen* Ex-Freund zu sprechen, auf *diesen* Menschen wütend zu sein und ihre damalige Hilflosigkeit und Ohnmacht Revue passieren zu lassen. Ihre Gefühle gelten einem *realen* Menschen und nicht einem Abbild des Vaters, und diese Gefühle können wieder mit diesem realen Menschen verbunden werden. Hatte sie auch die Demütigung durch den Ex-Freund emotional in die Beziehung zu ihrem Vater verschoben? War der Vater ohnedies schon furchterregend erschienen, so war er mit dieser zusätzlichen Zuschreibung zum Dämon geworden, der Frau K. ihre innere Unabhängigkeit und ihren Schlaf raubte.

Wir sprechen darüber, dass es gut sein kann, Erinnerungen manchmal wieder auszugraben und anzuschauen, um sie dann noch besser einordnen und loslassen zu können.

Einen Einfall hat Frau K. noch zum Motiv, dass sie in ihren Träumen *nicht gehört wird*: „Ich hab als Kind, wurde mir erzählt, nächtelang durchgeschrien. Man hatte meiner Mutter gesagt, ein Kind muss man schreien lassen, sonst hört es nie damit auf". Sie sei später ein sehr braves, vernünftiges Kind gewesen, aber immer müde. Bei den jüngeren Geschwistern sei die Mutter dann ‚mutiger' – das heißt einfühlsamer – gewesen, sie habe dazugelernt. Mich wundert es nicht, dass in Frau K.s Träumen allerlei Zombies auftauchen, denke ich mir. Wir sprechen darüber, dass es so wichtig sei, sich an Kindheitsgefühle zu erinnern, weil sie einen sensiblen Punkt im Leben betreffen. Gleichzeitig könne man sich dazu denken: „Und jetzt bin ich erwachsen!".

Am 5. *September* berichtet Frau K. einen weiteren Traum: „Ich bin ein Kind, wir haben Gäste, Mutter beschließt, nichts mehr zum Trinken aufzutischen. Das macht den Gästen aber nichts; ich und meine Schwester gehen in den Supermarkt, Getränke holen". Die bizarren Füttergewohnheiten der Mutter haben also – wenigstens im Traum – dazu geführt, dass ihr, der Mutter, das Heft aus der Hand genommen wird, die Kinder autonom werden und selbst einkaufen gehen.

In der Folge erzählt Frau K. von einer weiteren Beziehung zu einem Partner, die auch ‚sehr anstrengend war '. Gegen Ende der Sitzung mache ich sie darauf aufmerksam, dass sie ihren Vater schon eine Zeitlang nicht erwähnt hat (auch im Traum von den Gästen kam er nicht vor). Statt sich mit seinem Schatten in ihrem Leben zu befassen, habe sie reale Beziehungen aus ihrem Erwachsenenleben beleuchtet, unglückliche Beziehungen, aus denen sie aber ausgestiegen sei. Der Vater mag früher ‚Modell' für ihre Männerbeziehungen gewesen sein, aber: Man muss nicht jedes Garn fortspinnen, das einem in die Wiege gelegt wurde. Wir wechseln probehalber die Perspektive: Trat sie dem Vater bisher mit dem ‚Rucksack' an schlechten Erfahrungen gegenüber, die sie mit anderen Männern gesammelt hatte? Könnte die Erfahrung mit dem Vater in der Gegenwart besser sein, wenn sie dieses Gepäck ablegte?

24. *September:* „Meine Wut gegen den Vater ist weg, es ist Platz für ein gutes Gefühl", berichtet Frau K. „Wegen dem, was im

Sommer alles freigelegt wurde." Dann spricht sie über ihren Mann, die ungewollte Kinderlosigkeit der beiden und das jetzige freundliche ‚gemeinsame Nebeneinander': „Urlaub zusammen tut gut". Sie hat vor einiger Zeit ein Studium aufgenommen, beruflich überlegt sie den Start in eine neue Phase.

Etwa einen Monat später erzählt sie, ihre beiden Geschwister und sie hätten das Grab der Mutter neu hergerichtet, erst jetzt kann sie um die Mutter trauern.

Mit dem Vater könne sie weiter entspannt und liebevoll umgehen, „sein Leid ist nun mal, wie es ist", sagt sie.

Im Leben mit ihrem Mann (‚mein lieber Mann', nennt sie ihn) sei sie jetzt weniger ‚unauffällig', manchmal mehr ‚borstig': „Aber dafür mehr ich selbst. Er hält das schon aus, schließlich sind wir befreundet".

IV

Nach drei weiteren Treffen sind Frau K. und ich uns einig, dass in unseren knapp 20 Sitzungen ein ‚Etappenziel erreicht wurde', sich sozusagen ‚ein Kreis geschlossen hat'. Diesen Weg könne man noch öfter gehen und immer neue Entdeckungen machen, meine ich, aber für den Moment winkt sie ab. Mit weiteren Wegstrecken von ‚auf und ab' sei zu rechnen, aber sie habe jetzt weniger Ballast zu tragen und einen guten Kompass.

TEIL II:
BETREUTE BEGLEITEN

Erinnerungen wieder*finden* –
Erinnerungen *loslassen* können

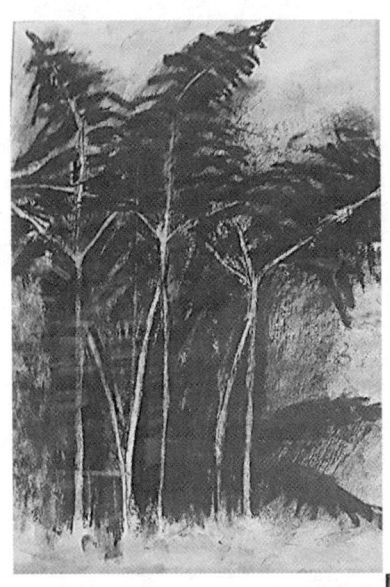

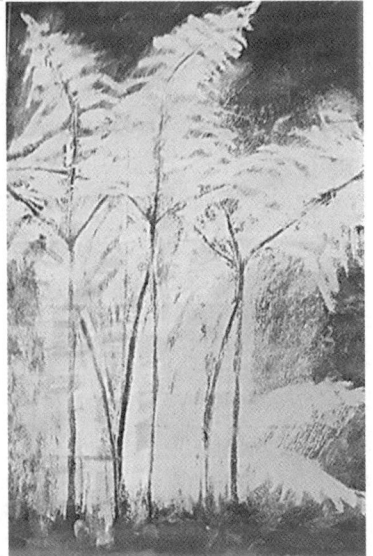

15.
Hier begegnen uns Menschen ...
Demenzkranke erleben

Menschen mit beginnenden ‚kognitiven Einschränkungen', die mir begegnet sind, fanden es nützlich, ihr Leben zu ordnen und ihren Alltag zu vereinfachen, Aufgaben zu delegieren oder es zuzulassen, dass andere sie von Aufgaben entlasten, und sich intensiver auf bekannte Gewohnheiten und Rhythmen zu besinnen.

Hier begegnet uns ein alter Herr, der verzagt zu Hause sitzt aus Angst, sich zu verirren, und ein anderer, der sich noch beherzt mittels ‚google maps' den Weg durch seine Heimatstadt bahnt ...

Hier begegnet uns eine alte Dame, die in Verzweiflung darüber gerät, dass ihr die Namen der Nachbarn nicht mehr einfallen, und eine andere, die es gelernt hat, beim Gruß auf der Dorfstraße einfach keine Namen zu verwenden ...

Hier begegnen uns Menschen, die in vielen verworrenen Kleinigkeiten auf die Hilfe anderer angewiesen sind, und andere, die noch methodisch Checklisten anlegen und diesen diszipliniert folgen ...

Hier begegnen uns Menschen, die es kaum ertragen, auch nur kurz allein gelassen zu werden, und andere, die viel Zeit ‚bei sich' brauchen und schätzen ...

Hier begegnen uns Menschen, die sich und ihr Leben aufgeben und andere, die sich für das eigene Vergessen rüsten, indem sie Nahestehende zu Themen wie Lieblingsmusik, gewohnte Spaziergänge, haltgebende Rituale briefen ...

Hier begegnen uns Menschen, die ihre Nächsten mit Zumutungen quälen und andere, die im Alltag weiter einbringen, was sie zu geben haben …

Hier begegnen uns Menschen, die sagen, dass sie lieber sterben würden als in ein Heim zu gehen und andere, die ihre Wohnung nicht mit einer 24-Stunden-Helferin teilen möchten und ihren Platz im Pflegeheim als Hotelurlaub sehen …

Hier begegnen uns Menschen, von denen wir niemals gedacht hätten, dass sie dement werden könnten, und andere, die trotz mancher Risikofaktoren erstaunlich gesund sind …

Hier begegnen uns Menschen, die von der drohend sich aufbauenden neuen Lebensperspektive völlig überfordert sind und andere, die es gewohnt sind, Herausforderungen als solche anzunehmen und sich Schritt für Schritt auf sie einzulassen …

Hier begegnen uns Menschen, die gut damit leben, andere nicht mehr zu erkennen und sich nicht mehr dafür zu interessieren, was gerade für ein Wochentag ist, und andere, die weiterhin krampfhaft der sozialen Erwünschtheit entsprechen wollen …

Hier begegnen uns Menschen, die sich von bösen Mächten verfolgt und andere, die sich von guten Mächten beschützt fühlen …

Hier begegnen uns Menschen …

16.
Hilfe auf jedem Weg?
Ein Klient plant den Freitod

I

„Das mit der Demenz ist Unsinn", sagt Herr Y. „Im Krankenhaus habe ich meine Wohnadresse nicht mehr gewusst – na und? Und die haben Tests gemacht: Ich könne kaum rechnen – aber was soll ich als Finanzberater mit Grundrechnungsarten, ich habe immer mit großen Zahlen gearbeitet. Und sowieso immer delegiert. Meine Firma werde ich jetzt wohl schließen." Nach einer Weile setzt er unvermittelt fort: „Ich habe mir immer vorgestellt, gesund zu sein und zu arbeiten, bis ich sterbe. Das will ich auch".

Ich schildere die Arbeit mit Herrn Y. hier ausführlich, weil sie zeigt, wie Krisenintervention und Neuorientierung gelingen kann, nachdem eine Demenzerkrankung diagnostiziert wurde.

II

Herr Y. ist ein agiler 72-jähriger Mann mit souveränem Auftreten, verheiratet, zu Hause lebend, noch teilzeitig in Selbstständigkeit berufstätig. Rechnen, Lesen, Merk- und Orientierungsfähigkeit sind gestört, was bei einem Krankenhausaufenthalt auffiel. Wortfindung und Langzeitgedächtnis sind nicht beeinträchtigt.

III

Ich sehe Herrn Y. 12-mal in zumeist zweiwöchigen Abständen. Auch hier geht es in erster Linie darum, eine Beziehung aufzubauen, um Herrn Y. zu helfen, mit der neuen Situation – nach der Demenzdiagnose – zurechtzukommen. Als sich der Suizidplan abzeichnet, muss ich mich fragen: Soll ich ihm auf jedem Weg, den er wählt, helfen?

Sitzung 1: Nach einer höflichen Begrüßung reicht mir Herr Y. geschäftsmäßig seine Visitenkarte und meint, wir sollten ‚uns beschnuppern' (als Kombination vom fassadenhaften Versuch, souverän zu sein, und animalischer Instinkthaftigkeit?).

Ohne weiter auf seinen Versuch, einen gesellschaftlichen Umgangston anzuschlagen, einzugehen, und auch ohne auf die Demenzdiagnose zu erwähnen, frage ich wie beiläufig, ‚was er gerne vergessen möchte'. Darauf sagt er, seine Tochter habe ihn schwer enttäuscht und Geld durchgebracht, weiter, sein Beruf als Selbstständiger sei risikoreich (in späteren Sitzungen wird er erzählen, dass seine Firma nicht mehr liquide ist). Im Geschäftsleben sei er immer fair und ehrlich gewesen (auf Nachfrage: „Keine Schwarzgeldkonten"), aber zu seiner Frau sei er unfair gewesen: Sie abzuwerten sei unfair gewesen. Auf Nachfrage erzählt er, Seitensprünge habe er regelmäßig gemacht: „Aber nie heimlich". Er sei eben ehrlich. Er habe sich immer gut gefühlt, ‚über-drüber', konnte das auch ausstrahlen, damit überzeugen. Habe immer viel Geld gehabt, sei auch jetzt gut abgesichert. Jetzt sei es angenehm mit seiner Frau, nicht nur weil er dankbar dafür sei, was sie alles für ihn tue.

Herr Y. scheint in seinem Auftreten also keineswegs eingeschränkt. Er beeindruckt mich, weil er offensichtlich bereit ist, ‚die Karten auf den Tisch zu legen' und ‚reinen Tisch zu machen'. Interessant finde ich, dass Geld, Macht und Kontrolle ihm durchgehend positiv erscheinen, während er sich von Frauen (der Tochter, der Frau) enttäuscht fühlt. (In weiteren Sitzungen wird die frühe Rolle seines Vaters und seiner Mutter zu untersuchen sein, um vielleicht Licht auf dieses Ungleichgewicht zu werfen.)

Ich kann eine gewisse Faszination durch diesen Menschen und seine Geradlinigkeit nicht verleugnen; im Laufe der therapeutischen Arbeit werde ich einiges über mich selbst und meine frühen Prägungen erfahren.

In der Folge beschreibt Herr Y. Frauenbeziehungen, die oft mit Geschäftsmodellen verknüpft waren: Partnerin A., die in Casinos mit Männern flirtet, um jeweils die Hälfte der Spielgewinne einzustecken, während die Verluste von den ‚dummen Männern' allein getragen werden; B., die eine Gruppe von weiteren verheirateten Frauen anwirbt, um ein ‚grundsolides' Bordell zu betreiben; C., mit der er einen Deal vereinbart, der ihm zwei Jahre Gefängnis beschert.

Auf die Frage, was ihn ins gerontopsychiatrische Zentrum und zu mir bringe, antwortet er, dies sei seine Frau, sie sei über die Diagnose ‚Demenz' beunruhigt: „Aber das mit der Demenz ist Unsinn". Er bagatellisiert seine Ausfälle und Einschränkungen, will sie nicht wahrhaben, wehrt sie ab und stellt fest, er habe sich immer vorgestellt, gesund zu sein, bis er sterbe. Mir geht dazu der Gedanke durch den Kopf, wenn Herr Y. weiterhin gesund sein und arbeiten will, bis er stirbt, muss er die Krankheit und die Diagnose abwehren oder er muss konsequenterweise sterben – spricht er da von Suizid oder Sterbehilfe? Und er habe immer delegiert – was will er an mich delegieren? In welch verzwickte Situation kann mich das bringen?

Sitzung 2: Ich nehme mir vor, in der kommenden Sitzung stützend statt aufdeckend zu arbeiten, um Herrn Y. – und auch mich – nicht zu überfordern, doch er beginnt mit großem Druck, indem er über seine Tochter spricht. Die Beziehung zu ihr ist abgebrochen. Er habe ein schlechtes Gewissen, dass er ihr nach dem Schulabschluss eine Million Euro gegeben hat, sie habe das für Drogen verbraucht und solche Sachen, statt zu studieren. Zu seinen Ausfällen meint er: „Das ist immer schon so gewesen".

Plötzlich aber wendet sich das Blatt und er spricht vom Playboy Gunter Sachs, der seinem Leben nach der Diagnose ‚Demenz' ein Ende gesetzt hatte. Er selbst sei kein Held, lieber mache er rechtzeitig Schluss, mit Medikamenten – erschießen will er sich nicht, das sei hässlich. Ich lasse ihn wissen, ich verstehe, dass er einen Plan B (eben den Suizid) braucht, um sich keine Sorgen um die Zukunft machen zu müssen. Diese Einstellung können wir offensichtlich beide als stützend übernehmen, sie scheint ihm Vertrauen für die weitere Arbeit mit mir zu geben.

In der Folge ist der Druck gewichen und die Rede kommt erstmals auf unsere Beziehung: Dass er in mir einen interessanten (er sagt nicht *interessierten*), offenen, aufmerksamen Zuhörer habe. Dann sprechen wir darüber, was das Ziel unserer Arbeit sei, er sagt: „Aufräumen, sortieren, über Dinge reden, die mit anderen schwierig sein können".

Nach dieser Stunde, in der Herr Y. vermutlich mehr Nähe gespürt und zugelassen hat, als er gewohnt ist, teilt er mir telefonisch mit, dass er die Arbeit mit mir beenden will. Wir vereinbaren einen Termin für ein Abschlussgespräch.

Sitzung 3: Er habe seine Entscheidung getroffen, wenn es soweit sei, wende er sich an eine Schweizer Sterbeklinik: „Ich will mit Würde gehen. Es hat sich doch einiges geklärt in unseren Gesprächen im vergangenen Monat, Sie sind ein angenehmes Gegenüber".

Ich wiederhole, ich sehe auch diese Lösung – die Schweizer Sterbeklinik – als eine Möglichkeit unter vielen und mir scheint: „Alles ist offen".

Nun habe ich Zeit, mir zu überlegen: Habe ich einfach das Ideal verwirklicht, einem Menschen auf seinem Weg zu helfen, ohne ihm eigene Werthaltungen aufzudrängen? Habe ich mich in förderlicher Weise mit weltanschaulichen Ratschlägen zurück-gehalten? Oder hat mich mein Klient instrumentalisiert, ihm den Rücken zu stärken in einer Strategie, an der nun wider Willen auch ich beteiligt bin? Oder nehme ich mich zu wichtig und genieße einfach nur eine Machtphantasie über Leben und Tod von Herrn Y.?

Ich reflektiere auch meine verwirrenden Gefühle ihm gegenüber. Mir fällt auf, dass Aggression praktisch nicht vorgekommen ist (obwohl ich im Alltag höchst ablehnend auf verschiedene Aussagen reagiert hätte), aber auch nicht Angst (trotz des Suizidplanes) und nicht Mitleid (ebenfalls anders als in vergleichbaren Alltagssituationen).

Das entspricht zwar den Ratschlägen Freuds für Therapierende, sich ‚den Chirurgen zum Vorbild zu nehmen', beinhaltet darüber hinaus aber noch etwas sehr Persönliches. Ich war nämlich fasziniert und beeindruckt von Herrn Y.s Schonungslosigkeit sich selbst gegenüber (von ‚die Karten auf den Tisch legen' bis zu den Recherchen zur aktiven Sterbehilfe), ohne von der Rücksichtslosigkeit seiner Umgebung gegenüber besonders berührt zu werden. Und es leuchtet mir ein: Herr Y. erinnert mich an einen meiner beiden Großväter (der uns schon in Kapitel 6 begegnet ist), in meiner Kindheit und Adoleszenz einerseits ein ‚toller Kerl', weil er geradlinig auftrat, einen kameradschaftlichen Ehrenkodex hatte, ‚soldatische' Unerschrockenheit zeigte; andererseits unheimlich, weil er im ‚Dritten Reich' engagiert war. Er hat sich schwer getan, von seinen Gefühlen zu sprechen. Auf ihn, so scheint mir, kann ich zum Teil zurückführen, dass ich jetzt – eine Handvoll Jahrzehnte älter – auch von jemandem wie Herrn Y. fasziniert bin.

Weiter befasse ich mich damit, welche juristischen Verpflichtungen ich als Psychotherapeut habe, wenn es um Suizidalität und um Sterbehilfe geht, bin zufrieden, dass die Krisenbegleitung erfolgreich war, und bedaure, die Therapie nicht noch vertiefen zu können.

Zu meiner inneren Selbstverortung trägt in dieser Zeit schließlich bei, dass ich mich an meinen zweiten, den mütterlichen, Großvater erinnere, einen „Schwejk"-haften Menschen mit kommunistischer Orientierung, der seine altersdämmrigen Jahre friedlich auf dem

Sofa verbrachte, schlichte Gemütlichkeit ausstrahlend. Auch so ein Leben ist möglich.

Nach zweimonatiger Unterbrechung meldet sich Herr Y. telefonisch, er möchte die Treffen fortsetzen. Er bittet, dass beim nächsten Treffen seine Frau anwesend sein kann.

Sitzung 4: Bei diesem gemeinsamen Besuch geht es darum, dass die beiden den Sterbehilfe-Plan doch recht unterschiedlich sehen. Sie meint: „Er soll nicht so tun, als sei das ‚für sie‘, ihr Wunsch ist es nicht". Er habe immer Spannung daraus bezogen, andere etwas machen zu lassen, was *er* wollte. Er sei immer ein völliger Egoist gewesen, aber sie habe ‚genau ihn gewollt‘ und stehe zu ihm. Es wird vereinbart, dass ich in weiteren Sitzungen mit Herrn Y. weiterarbeite.

Sitzung 5: Die folgende Sitzung beginnt Herr Y. mit Selbstvorwürfen, er habe Frauen immer abgewertet; dann erzählt er von seiner Mutter: „eine Hypochonderin, die letzten zehn Jahre ihres Lebens ‚gestraft‘, halbseitig gelähmt und geistig umnachtet, hat aber alles mitgekriegt". Ich frage mich, wie weit er seine eigene Erkrankung als ‚Strafe‘ interpretiert, frage jedoch nicht nach.

Er sei ‚ihr Prinz‘ gewesen, später habe er jedoch die Beziehung zu ihr vermieden. Sein Vater sei anständig gewesen, Handwerker, habe aber zu wenig aus seinem Leben gemacht: „Kein Vorbild, keine Beziehung". Eine Tante, die er mochte, starb in seiner Schulzeit.

Den Rest der Stunde spricht er über Frauenbeziehungen; es sagt, seit zwei Jahren biete sich ihm kein Sex mehr.

Sitzung 6: Herr Y. berichtet, dass er im Begriff ist, seine Firma zu schließen, mit Verlusten, aber ohne Schulden; dass er privat Kontakt zu früheren Partnerinnen aufgenommen hat und dass, so meint er, diese ihm nichts nachtragen. Er überlegt, auch wieder Kontakt zu seiner Tochter aufzunehmen. Er ordnet also sein Leben und versucht Wiedergutmachung. Ich nehme sein offensichtliches Schuldgefühl zur Kenntnis, ohne mit ihm darüber zu sprechen. Er sei froh, dass er seine Frau habe. Ob er dankbar sei? „Das möchte sie nicht hören, aber: Ja." Und weiter: „Sie möchte nicht zur Witwe werden und richtet sich darauf ein, mich zu betreuen, wenn es nötig ist. Aber ich möchte nicht mit Qualen leben ... wenn es meiner Frau nur recht wäre, würde ich ...".

Interessanterweise bin ich nun in einem Konflikt zwischen den Anliegen meines Klienten und den Anliegen seiner Frau. Ich besinne mich – unabhängig vom Inhalt des Vorhabens – darauf, dass es wohl meine Aufgabe als Therapeut ist, dem Klienten zu helfen, in einer sozial verträglichen Form zu seinen Anliegen zu stehen, unabhängig davon, ob er sie verwirklicht.

Allerdings scheint es mir jetzt an der Zeit, mit Herrn Y. über seine Phantasien von ‚Strafe und Schuld' zu reden, da diese Phantasien ja auch mit dem Thema Freitod zu tun haben können. Er will jedoch auf das Thema nicht eingehen, was ich als angemessenen ‚Widerstand' akzeptiere.

Sitzung 7: Herr Y. beginnt die Sitzung mit der Ausführung, dass er Lügen für schlimmer hält als Prostitution. Er sei oft nicht angenehm gewesen, aber immer ehrlich. Dann erzählt er von Erlebnissen in Sexclubs mit Frauen: „Ich habe nie eine Liebesbeziehung gehabt, weil diese Frauen nicht gleichwertig sind" und mit Männern: „Sex mit Männern habe ich gehabt, aber nie Intimitäten" und von Aufenthalten in Thailand: „Aber nie mit Kindern, das war tabu wegen meiner Tochter". Seine Selbstachtung bezieht Herr Y. aus seinem Begriff von Ehrlichkeit; eine Ressource, auf die er sich vermutlich auch in späteren belastenden Zeiten verlassen können wird.

Sitzung 8: Da Herr Y. die Sitzung mit der Frage beginnt, wie es mir gehe, nutze ich (in der Hoffnung, mehr darüber zu erfahren, was er in mir sieht, welche ‚Übertragung' ich also in ihm auslöse) die Gelegenheit zur Gegenfrage, ob ich ihn an jemanden aus seinem bisherigen Leben erinnere. Darauf schildert er mehrere

145

Männer, mit denen er geschäftliche Projekte abgewickelt hatte und die alle ‚größenwahnsinnig geworden‘ seien. Ich nehme das zum Anlass, über meine Phantasie nachzudenken, in seinem Fall für ‚Leben und Tod‘ verantwortlich zu sein. Vielleicht bemerkt er aber auch, dass ich ihm hier als Spiegel für Größenideen diene, denn er fügt hinzu: „Meine Mutter, ja, die hat mich hoch gehoben". Ich denke (für mich) an Leonard Cohen: „You raised me in a place where I must fall" – hochgehoben werden, um zu fallen.

Da er die Frage verneint, ob er sich überhaupt an jemand erinnern könne, der ihm jemals ebenbürtig war, bitte ich ihn, in der Zeit bis zur nächsten Sitzung nach Erinnerungen zu suchen, wo er jemand geachtet, geschätzt hat.

Sitzung 9: Ohne dass ich auf meine sozusagen pädagogische Anregung aus der vorigen Sitzung zurückkomme, stellt Herr Y. fest, dass ich ihn an einen früheren Steuerberater erinnere, einen Menschen, mit dem er offen reden konnte, der seine Anliegen verstand.

Dann setzt er fort, was ich als biografische Beichte mit Erleichterungswert empfinde, hier aber nicht wiedergebe.

Abschließend kommt er, durchaus positiv gestimmt, auf seine Frau zu sprechen: „Wenn ich mich früher mit jemandem nicht verstanden habe, habe ich mich von dieser Person getrennt. Das würde ich heute auch so machen. Die jetzige Situation ist aber gut für beide".

Meine Phantasien dazu, dass seine jetzigen Möglichkeiten, sich von seiner Frau zu trennen, eingeschränkt sind, aber andererseits Freitod auch Trennung bedeuten würde, teile ich Herrn Y. *nicht* mit.

Sitzung 10: Herr Y. und seine Frau kommen etwa zehn Minuten vor Beginn der Stunde ins Wartezimmer. Als ich die Tür des Therapieraumes öffne, sitzen sie gemütlich umarmt auf der Couch. Herr Y. bittet, in den ersten Minuten seine Frau einzubeziehen.

Dazu bleiben wir zunächst zu dritt im Warteraum. Frau Y. berichtet, dass ihr Mann sich sehr verändert habe: „Im Positiven – wohl auch weil er merkt, dass er nicht ganz unabhängig ist. Auch rechnen kann er wieder und er muss sich bessere Schachpartner suchen, als ich es bin".

Psychiatrisch gesehen bleibt in der vor kurzem durchgeführten Halbjahresuntersuchung die Demenzdiagnose bestehen, eine anfänglich ebenfalls gefundene Depression wurde nicht mehr gefunden.

Im folgenden Teil der Stunde, den ich mit Herrn Y. allein verbringe, wird die biografische Offenlegungs- und Sichtungsarbeit fortgesetzt. Er erwähnt die Schwangerschaft einer Partnerin und ein zu Tode gekommenes Kind. Seine Firma ist mittlerweile vollständig aufgelöst.

Sitzung 11: In der folgenden – der vorletzten vorgesehenen – Stunde spricht Herr Y. von seiner Frau, davon, dass in der Beziehung vieles geklärt sei, und von der Tochter. Er fragt, ob ich sein Beharren auf Ehrlichkeit ungerechtfertigt fände (d.h., er bemüht sich aktiv um Feedback) und er spekuliert über meine Einstellung zur Ehe (d.h., er interessiert sich für die Sichtweise eines anderen).

Sitzung 12: In der letzten Stunde biete ich eine mögliche weitere gemeinsame Arbeit, nachfolgend oder in fernerer Zukunft, an; er erwidert, er halte die Sache für abgeschlossen. Er hat viel erzählen können, habe alles erzählt, die Vergangenheit sei vorbei, was er in Zukunft machen werde, wisse er noch nicht, aber: „Das werde ich schon sehen".

Über seine Frau sei er froh: „Nicht nur, weil sie mir helfen wird" – aus dieser letzten Bemerkung schließe ich, dass sein wiedergefundener Optimismus nicht nur darauf beruht, dass er seinen psychiatrischen Befund verleugnet. Er erzählt, seine Frau und er wollen ein Ehepaar treffen, wobei die Frau Alzheimer-Patientin sei, es interessiere ihn, wie sie sich verhalte – eine behutsame Annäherung an das Thema ‚Leben mit Beeinträchtigung'.

Wir sprechen über den Unterschied von ‚Befund und Befindlichkeit' und er meint: „Wenn etwas auf eine Weise nicht geht, wähle ich halt einen anderen Weg" – gewiss eine gute strategische Ressource für seine Zukunft.

Abschließend meint Herr Y., ich könne diese Reihe von Treffen als erfolgreich sehen, er fürchte sich nicht, Ehrlichkeit sei seine Basis, ich habe ihm immer zugehört, ohne zu verurteilen. Dies verstehe ich als Zusammenfassung meines analytischen Anliegens: Auf Bewertungen zu verzichten und einen sicheren inneren Raum möglich zu machen.

IV

Aus der Nacht, nachdem ich den Fallbericht zur Arbeit mit Herrn Y. zu Papier gebracht hatte, erinnere ich folgenden Traum: „Gebirgswanderung mit Herrn Y., Dämmerstimmung. In einer Senke eine Familie, dem Kind wird Unrecht getan … ich kann nicht helfen, da die Eltern mich nicht verstehen. Herr Y. ist inzwischen auf einen steilen Berghang geirrt, ich gehe zu ihm und führe ihn zum Wanderweg zurück". Ich interpretiere: Die weitere Arbeit in der ‚Senke' (Tiefe, die frühe Biografie von Herrn Y.) ist nicht möglich, es ging darum, ihn auf einem aktuellen Irrweg abzuholen.

Nach einem weiteren halben Jahr konnten Herr und Frau Y., offensichtlich wohlgelaunt, zufällig bei einem Stadtbummel beobachtet werden.

Vier Jahre später fragt mich seine Frau, ob sie an einer der Angehörigengruppen teilnehmen könne. Wir entscheiden uns dafür. Sie ist ‚Christine' aus Kapitel 1, die dort von ihrem Mann, Herrn Y., berichtet.

17.
Träume vor dem Ende
Einen Leidensmüden begleiten

I

„Ich stehe mit meinem Freund, dem Tierarzt, an der steilen Küste. Der Ginster blüht, vor uns das Meer." Diesen Traum berichtet am Morgen ein langjährig multimorbider (allerdings nicht demenzkranker) Patient. Am selben Tag verlangt er, dass alle lebensverlängernden Maßnahmen abgesetzt und die Schmerzmittel verstärkt werden, er ist seines Lebens müde und des Leidens überdrüssig.

Gehören der Traum und seine Entscheidung zusammen? Stehen die blühenden Büsche für das Leben, das hinter dem Patienten, das Meer für das, was vor ihm liegt, dazwischen der Tod als steiler Felsabbruch? Und sein Freund, der Tierarzt, steht der symbolisch für einen gnädigen Tod?

Dieser Fallbericht zeigt, wie wichtig Träume in einer – sonst schwierigen – Kommunikation werden können.

II

Herr E. ist hochbetagt, in zweiter Ehe in England verheiratet und lebt zu Hause. Nach einem Schlaganfall wird er von einem rotierenden Team einschließlich der Ehefrau betreut. Er ist bewusstseinsklar und, mit Hilfe von Psychopharmaka, emotional stabil. Weil ich ihn gut kenne, nehme ich an, dass er einverstanden wäre, wenn ich hier von ihm erzähle.

III

In der Zeit, von der ich berichte, sehe ich Herrn E. jeden Tag. Vielleicht kann auch ich ihm ein wenig helfen, sich auf sein Sterben, seinen Tod vorzubereiten. Zwischen uns besteht eine vertrauensvolle Beziehung. Meine Berufserfahrung als Psychotherapeut hilft mir, auf ihn einzugehen und selber mit meiner Betroffenheit zurückzutreten; mir scheint, sie hilft auch ihm, eine ‚letzte Geschichte' in Bildern aus Träumen zu entfalten, statt nach Worten suchend und stammelnd womöglich an der Oberfläche (und Fassade) zu bleiben.

In dieser Begegnung erlebe ich, wie ein Mensch immer mehr die abstrakte Alltagssprache durch eine Bildersprache aus seiner Traumwelt ersetzt. Die Herausforderung für mich ist dabei, ihn auf dieser Ebene zu verstehen und zu begleiten – ebenfalls ohne große Worte.

Ich bin also zugewandt, ohne zu werten, und gleichmäßig aufmerksam auf das, was er sagt und tut. Ausführliche Schweigepausen, ‚einvernehmliches Schweigen', in denen ich seinen Traumbildern und meinen Einfällen dazu nachfühle, sind auch für mich wichtig. Davon, was mir zu seinen Träumen einfällt, sage ich ihm meist nichts. Es geht vor allem darum, in entspannter Atmosphäre wechselseitig aufeinander eingestimmt zu bleiben. So entwickelt sich eine ganze, für ihn offensichtlich bedeutsame Traum-Geschichte, die er mir nach und nach erzählt.

Den ersten Traum berichtet Herr E. einige Tage nach einem weiteren Schlaganfall: „Ich stehe auf den Stufen vor der Stiftskirche Hohenfurth – das ist die Kirche, in die meine Großeltern sonntags immer gingen. In meiner ganzen Kindheit war ich am glücklichsten, wenn ich bei den Großeltern war".

In seinem Traum ist er also zurückgegangen in seine Kindheit, in die Geborgenheit bei den Großeltern, in das sonntägliche Ritual. Der Ortsname Hohenfurth (ein böhmisches Zisterzienserstift) enthält ‚Furt', also Übergang; in diesem Traum kann das wohl heißen: Der letztendliche Übergang.

Beim folgenden Treffen berichtet er keinen Traum, sondern spricht geradezu begeistert von den großen Schneeflocken, die draußen vom Himmel fallen. Wie im Traum von der Kirche spielen die ‚Augen eines Kindes' eine Rolle, Himmel und Erde sind durch den Schneefall verbunden. Die Schneedecke, die sich über alles legt, ist schön – aber auch kalt, sie deckt das Leben zu.

Auch beim folgenden Treffen erzählt er, und zwar in einigen kurzen Sätzen: Von einem Buch, in dem kleine Kätzchen von ihrer Mutter fortgenommen und weggetan werden. Aus seiner Geschichte weiß ich, dass er mit drei Jahren seine Mutter verloren hat, und seine Pflegemutter mit sechs. Dieses immer wiederkehrende Thema spitzt sich jetzt zu: Er wird die bergende Situation des Zuhauses, der Pflege, er wird sein Leben verlassen.

Am *10. Februar* berichtet er den Traum vom Tierarzt und der Küste („Ich stehe mit meinem Freund, dem Tierarzt, an der steilen Küste. Der Ginster blüht, vor uns das Meer") und verlangt, die Schmerzmedikamente zu verstärken und sonst keine ärztliche Unterstützung mehr zu erhalten. Sein tiefes Inneres (sein *Unbewusstes*) und seine bewusste Entscheidung stehen in Einklang. Es geht um das Abschiednehmen vom Leben, um das Loslassen vor dem Sterben.

Am *12. Februar* folgender Traum: „So ein Häferl, wie man sie im Krankenhaus hat, mit Schnabel zum Trinken. Die sind teuer, wenn man sie kauft. Ich hab mich draufgesetzt und es ist zerbrochen." Ist sein Körper die kostbare Tasse mit Schnabel (ein Symbol wie Yin und Yang), den er aber jetzt zerbricht? Der alte Mann hat sich entschieden, zu sterben. Wenn er ‚kaufen' sagt, meint er ‚kontrollieren, organisieren, das Heft in der Hand behalten', wie z.B. durch seine Patientenverfügung, die es der Ärztin jetzt erlaubt, die lebensverlängernden Maßnahmen abzusetzen?

Traum *13. Februar:* „Ein Hotel in Kroatien gekauft."

Mir fällt wieder das Motiv des Kaufens auf, hier das Kaufen eines Hauses. Die Kontrolle soll erhalten, die Handhabbarkeit gewährleistet bleiben.

Am *14. Februar* spreche ich bei mehreren Gelegenheiten mit ihm. In der Nacht scheint es zu einem weiteren, leichten, Schlaganfall gekommen zu sein. Morgens sagt er mühsam: „Hätte vielleicht nicht träumen sollen". Ein aufregender Traum? Am Vortag hatte er seine Pflegerin beauftragt, für seine Ehefrau einen Valentinsstrauß zu besorgen.

Nach einem Mittagsschlaf berichtet er folgenden Traum: „In Frankreich auf einem Pferd reiten" – bedeutet das noch einmal Lebendigkeit, Kraft? Nebenbei fällt mir auf, dass die fünf bisher berichteten Träume in vier verschiedenen Ländern spielen – gewissermaßen noch eine wunscherfüllende Reise?

Abends lässt er mich wissen, er ist froh, dass er bald gehen kann.

Am *15. Februar* folgender Traum: „Ich habe ein Pferderennen gewonnen und als Preis eine Kiste gekriegt, so schwer, dass ich sie gar nicht halten konnte; voller Papiergeld."

Auch in diesem Traum taucht das Motiv des Pferdesports auf, ebenso das Motiv Geld (Kaufen). Hier ist ein Rennen gewonnen, vielleicht das Lebensrennen. Die Verbindung von ‚Kiste' zu einem Sarg liegt nahe; die Kontrolle kann ihm nicht mehr gelingen, sie ist ihm, dem Sieger, entglitten.

Beim selben Treffen sagte er, dass sich sein eigener Vater immer schwer getan habe, über seine Gefühle für ihn zu sprechen und dass es ihm selbst in der Beziehung zu seinen Kindern oft ebenso gegangen ist: „Aber jetzt kann ich es euch sagen".

In dem berichteten Traum geht die Kontrolle verloren; das steht in Kontrast zu seiner eigenen Kontrolliertheit und der seines Vaters. Eben dieser Kontrollverlust zeigt sich jetzt aber positiv: Er erzählt, in Traumbildern, eine Geschichte, die ihn wirklich berührt, und er kann zu seinen Kindern offen sein.

IV

Herr E., mein Vater, verstarb kurz nach dem letzten Treffen.

18.

Frühstück zu viert

Paartherapie?

Ich sitze mit meiner Frau beim Frühstückstisch, es ist ein sonniger Samstagmorgen. „Schau", sagt sie, „das wird Dich interessieren", und sie liest vor.[1]

„„Unklar ist für mich, ob Aggression zum Krankheitsbild von Demenzkranken gehört oder ob Demenzkranke vielleicht eher aggressiv werden, weil sie mehr kritisiert, ständig bevormundet und verbessert werden. Dankbarkeit für Liebe und Fürsorge ist für Dorit keine Kategorie, die Aggression und Gewalttätigkeit vermeiden, mildern oder kompensieren kann. Hemmungen durch Erziehung und gesellschaftliche Verhaltensnormen funktionieren ebenfalls nicht mehr. In der Literatur empfohlene Methoden zur Konfliktauflösung in Ehe und Partnerschaft versagen ebenfalls, da sie Einsicht erfordern. Am besten scheint es mir, ruhig zu bleiben, die Aggression zu tolerieren und zu schweigen. Logische Erklärungen, Hinweise auf die eigene Betroffenheit und gutes Zureden sind zwecklos‘‘‘,[2, S. 33] liest sie.

Meine Frau, gelernte Nervenärztin und ebenfalls psychotherapeutisch tätig, weiß, dass ich an einem Buch für Angehörige Demenzkranker arbeite, und sie versorgt mich ‚begleitend‘ mit Literatur, medizinischer Expertise und gezielter Ablenkung, wenn ich zu sehr in das Thema eintauche. „Der Ehemann", sagt sie, „hat ein GPS-System installiert, mit dem er immer genau sehen kann, wo seine Frau sich gerade befindet. Sie wandert viel in der Umgebung herum und besucht die Straßenmusikanten. Und sie lädt fremde Leute ins Haus ein, um ihnen am Klavier vorzuspielen."

Meine Frau schiebt mir die druckfrische Ausgabe der Ärzte-zeitschrift zu. „‚Dorit ist sich dieser Reduktion ihres Wort-schatzes bewusst‛", lese ich. „‚Sie kann Unterhaltungen nicht mehr folgen und meldet sich auch immer seltener zu Wort … Eine Konsequenz … ist, dass nur noch ich sie halbwegs verstehen kann. Das geschieht vor allem durch Raten bzw. Interpretation des von ihr Gesagten im Kontext unserer gemein-samen Erlebnisse. Fragen nach ihren Bedürfnissen und Wünschen kann Dorit nicht beantworten. Ebenso kann sie bei Warum-Fragen keine Erklärungen liefern‛".[2, S. 30f]

Sonnenstrahlen zeichnen ein helles Band über den Früh-stückstisch. Vor dem Fenster Meisen am Futterhäuschen.

„‚Sie betont immer wieder, sie interessiere sich nur noch für die Gegenwart. Die Vergangenheit habe sie vergessen, und sie wolle auch nichts mehr darüber wissen‛", lese ich vor, und füge hinzu: „Da hat sie aber noch ein ziemlich hohes Reflexionsniveau, nicht?" „Der Autor", sagt meine Frau, „schreibt in dem Fall-bericht ja auch, dass sie zeitlich noch recht gut orientiert ist. Am Sonntag das Sonntagsgedeck auflegt. Sie scheint eine gute Beziehung zur Zeit zu haben". – „Zu Regeln weniger", meine ich, und lese: „‚Sie weiß häufig nicht mehr, was ‚gut' und ‚böse' ist, und bezieht andere Menschen kaum mehr in ihr Handeln ein. Wenn ich ihr Regeln kommuniziere, fragt sie ‚Warum?' oder sie antwortet: ‚Ich mache, was ich will!'".[2, S. 34]

„Aber andererseits ist sie in manchem zwanghaft ordentlich", memoriert meine Frau aus der Fachzeitschrift. „Anders als früher muss das Geschirr jetzt nach jedem Gang in die Küche getragen und abgewaschen werden. Und was sagt der Mann, wie er das aushält?" – „‚Der entscheidende Grund ist unsere tiefe Verbun-denheit, die über … Jahrzehnte gewachsen ist‛",[2, S. 35] zitiere ich, und: „‚Mutterinstinkt? Zuneigung? Moralische Verpflichtung? Vertrautheit spielt sicherlich eine entscheidende Rolle'.[2, S. 34] Obwohl: ‚Dorit hat zunehmend das Interesse an der Welt verloren. Sie interessiert sich nur mehr für sich selbst und sagt das auch so‘“.[2, S. 30]

„Sie muss trotzdem ganz auf ihn bezogen sein", meint meine Frau. „In eine Tagesstruktur geht sie nicht, Heimhilfe haben sie keine, auch von helfenden Kindern oder Geschwistern ist nicht die Rede ..." – „Ein Held", ergänze ich, worauf meine Frau meint, meine Ironie sei hier unpassend. „Hier schreibt er übrigens", lese ich weiter, „dass er sich fragt, ob das Verhalten gegenüber Demenzkranken – ‚ruhig bleiben, Aggression tolerieren und schweigen‘ nicht auch in Ehen zwischen Gesunden helfen könnte, Probleme zu lösen und die Beziehung zu stabilisieren‘.[2, S. 33] – ein etwas merkwürdiger Ansatz, was meinst Du?"

Meine Frau widerspricht mir nicht.

Anmerkungen

1 Anders als in den sonstigen Geschichten dieses Buches habe ich in diesem Kapitel die Rahmenhandlung am Frühstückstisch (mit dem Einverständnis der Beteiligten) mit etwas literarischer Freiheit dargestellt.

2 Fischer P. (2020). psychopraxis.neuropraxis 1, 30–35

TEIL III:
DEMENZ, RISIKO, VORBEUGUNG, KOGNITIVE RESERVE

Therapeutische Beziehungen *finden* – therapeutische Beziehungen *loslassen* können

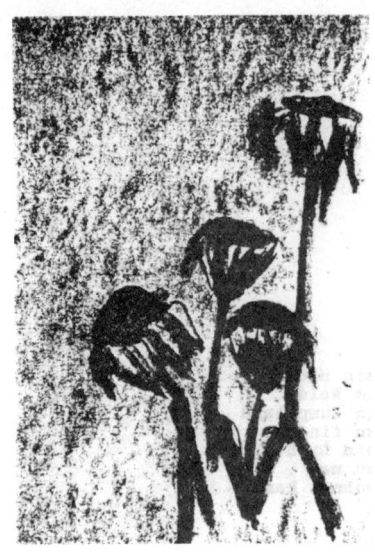

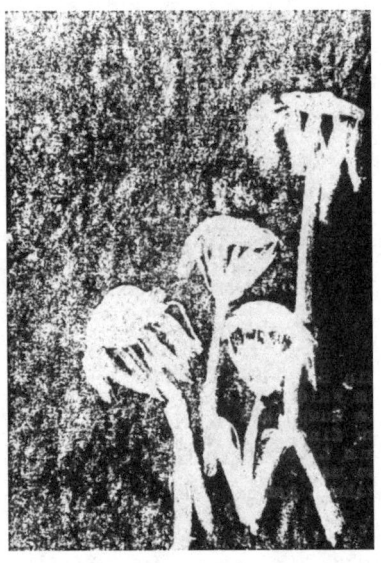

19.
Umgang mit Demenz
Phasen und Themen der Betreuung

Begleiten, stützen, orientieren ...
Hilfen aus der Psychotherapie

Krisenbegleitung: Wenn ich als Tiefenpsychologe mit Menschen umgehe[1], die vor kurzem von ihrer Diagnose erfahren haben, steht für diese KlientInnen die Frage „warum ich?" so sehr im Vordergrund, dass es kontraproduktiv – oder zynisch – wäre, hier Ursachen-Deutung zu betreiben. Hier geht es um Krisenhilfe, hier soll gestützt, gehalten werden. Jetzt muss mit den plötzlichen Veränderungen nach der Diagnose im Hier und Jetzt umgegangen werden, mit Abstürzen im Selbstbild, im Lebensvertrauen, im sozialen Status und mit plötzlichen Veränderungen in persönlichen Beziehungen. „Die Krankheit ist schlimm genug, man braucht nicht auch noch darüber zu verzweifeln." In dieser Phase können auch Antidepressiva wichtig sein.

Hier müssen Strategien reflektiert und kann ggf. auch die Erleichterung integriert werden „endlich zu wissen, woran man ist". Übrigens begegnen uns hier auch Menschen – u.a. betreuende Angehörige – die sich einer Demenzuntersuchung unterzogen haben und danach über alternative Diagnosen wie ‚Depression' oder ‚Schilddrüsenunterfunktion' sehr erleichtert sind.

Ressourcenorientierung: Als Arbeitsmodell für mich ist, wie schon gesagt, ein Modell von Stress und Resilienz hilfreich: Dass also Menschen unterschiedliche Kapazitäten haben, mit Belastungen umzugehen. Die Wirkung hinge dabei sowohl von der Art und Intensität des Reizes als auch von der Fähigkeit ab, diesen zu verarbeiten. Nach der Krisenintervention gilt es nun, vorhandene innere Ressourcen zu entdecken und Strategien für eine ,Lebenskunst unter erschwerten Umständen' zu entwickeln. Als Ressource eignet sich hier auch selbstständige oder begleitete Biografiearbeit, etwa indem Betroffene Erinnerungen zu Papier bringen oder Fotoalben ordnen.

Da eine Krankheitsdiagnose nicht nur entlastend, sondern auch stigmatisierend wirken kann, ist es nützlich, das gängige Bild von Dementen (von lat. ,de' = un- und ,mens' = Denkvermögen, Verstand, denkender Geist) zu hinterfragen: er oder sie ist ja nicht auch ,ohne Gefühl und Gemüt', und schon gar nicht entmenschlicht. Der Umgang mit alten, kranken oder eben auch dementen Personen kann unser Sensorium dafür schärfen, was ,eigentlich den Menschen ausmacht'. Und: Zwischen dem Verlust von Fähigkeiten (inklusive Erinnern) und dem Verlust der Identität liegt eine weite Spanne …

„Demgemäß macht es einen signifikanten Unterschied, ob eine Person in erster Linie als ,demenzkrank' definiert wird oder ob andere, zur Person gehörende Eigenschaften wahrgenommen werden";[2] der Begriff der Person ist ein soziales Konstrukt, „das in günstigen Umgebungen trotz gesundheitlicher Einschränkungen genährt und gehalten, andererseits aber auch gekränkt und zerstört werden kann".[3]

Einen interessanten ,multidisziplinären' Ansatz entwickelt dazu eine österreichische Stadtgemeinde,[4] um ihren ,Menschen mit Vergesslichkeit' einen möglichst normalen und – psychosozial ebenso wie organisatorisch und raumplanerisch – integrierten Alltag zu ermöglichen.

Aufdeckend arbeiten? Ob in einem weiteren Schritt ,aufdeckend' gearbeitet werden sollte oder kann, scheint mir schwer zu beantworten: Es lauern die Gefahren, selbst als TherapeutIn in eine Schein-Deutung (des Klienten oder der Klientin) verstrickt zu werden oder aber, belastendes Material ins Bewusstsein zu rücken, dessen Bearbeitung in der momentanen Situation nicht (mehr) möglich ist. Die Frage: „Was möchten Sie vergessen?", die einem im Gespräch mit einem Demenzkranken vielleicht einfällt, kann zu einer mehr oder weniger zutreffenden ‚Krankheitsvorstellung' führen.

Besser ist es, sich damit abzufinden, dass das Unwissen, das helferische Ungenügen, die Undurchschaubarkeit der Situation eben schwer zu ertragen sind. Anders allerdings begegnet uns jener Klient in Kapitel 16, ‚Hilfe auf jedem Weg?', der die Dinge auf den Tisch legen, sein Leben ordnen und seine Beziehungen klären will.

Paar- oder Familientherapie: Nach einer Demenzdiagnose wird die Abhängigkeit von nahen Anderen oft quälend bewusst, oder die beginnende Erkrankung kann als Macht- und Revanchemittel verwendet werden. Beziehungsgefüge und -gefälle können sich radikal ändern. An diesem Punkt schiene mir die Arbeit mit der Familie oder dem Paar – wiederum *trotz* beginnender Demenz der Betroffenen – angebracht.

Von der Zeit nach der Diagnosestellung berichten betreuende Angehörige oft von der Erleichterung „dass man jetzt weiß, was es ist", d.h. eigentlich, dass man jetzt weiß, dass etwas im Gange ist, das neue eigene Einstellungen zulässt und erfordert: etwa, gewisse Verhaltensweisen des oder der Betroffenen nicht als persönliche Provokation aufzufassen, oder externe Hilfen anzunehmen.

In seinem Buch „Psychotherapie bei Demenzen" fordert Rolf Hirsch als Alternative zu einer therapeutischen Zweierbeziehung die Einbeziehung der Familie. „Heißt es in der Kinderpsychotherapie ‚Behandle die Mutter, dann geht es dem Kind gut', so lässt sich mit Einschränkungen fordern: ‚Behandle die Angehörigen (oder Bezugspersonen), dann geht es dem Demenzkranken gut'. Wird das Beziehungssystem stabiler und freier von Ängsten, Verzweiflung, Hoffnungslosigkeit, Wut und

Enttäuschung, so werden dadurch vorhandene Fähigkeiten Demenzkranker gefördert bzw. auch stabilisiert".[5]

Den Alltag gestalten: Hilfen aus Psychologie, Medizin und Pflege; Gegenwärtigkeit

Wird die Erkrankung in den Lebensalltag integriert, erfordert das organisatorische Vorkehrungen. „Genügt eine schriftliche Checkliste, wie der Wasserkocher zu bedienen ist, um Tee zu bereiten; muss diese nach einiger Zeit durch bildliche Darstellungen ersetzt werden; ab wann wird der Umgang mit dem heißen Wasser zur Gefahr und muss verhindert werden?" Das Leben der Betreuten begegnet mir in dieser Phase vor allem indirekt über die Angehörigen: Als Schauplatz von ‚noch möglichen‘ bzw. bewusst auf die neue Situation abgestimmten Aktivitäten, eingebettet in eine rhythmusgebende Umgebung mit gewohnten Aktivitäten wie Spazierengehen, Gymnastik usf. Wichtig wird die Suche nach emotional stabilisierenden Faktoren wie Vorlesen – bekannte Märchen werden lange wiedererkannt –, gemeinsames Singen, Musizieren, Musikhören, praktizierte Religiosität und Spiritualität. Betreuende berichten von Gymnastik, kinesiologischen Brain Gym-Übungen, Musik- und Beschäftigungstherapie als Hilfe und Entlastung, von Ereignissen mit PflegerInnen und in Tagesbetreuungsstätten.

In Bezug auf skurrile Gedankenstrukturen gleitet der Umgang von der Phase, in der Betreuende noch versuchen, ‚Realität herzustellen‘, zur Phase gewährender Toleranz, zum Versuch, ‚in den Schuhen des Betroffenen zu gehen‘. Angehörige berichten hier von Erfahrungen mit der ‚Validation‘ nach Naomi Feil,[6] zu der sie fallweise Kurse absolviert haben. „Validation oder auch Validieren ist zum einen eine wertschätzende Haltung, die für die Begleitung von Menschen mit Demenz entwickelt wurde. Sie basiert insbesondere auf den Grundhaltungen der klientenzentrierten Gesprächsführung nach Carl Rogers und hat zum Ziel, das Verhalten von Menschen mit Demenz als für sie gültig zu akzeptieren (‚zu validieren'). Zum anderen ist das Validieren eine besondere Kommunikationsform, die von einer akzeptierenden, nicht korrigierenden Sprache geprägt ist, die die Bedürfnisse des betroffenen Menschen zu verstehen und zu spiegeln versucht."[7]

Jene Betreuenden, die an den von mir geleiteten analytischen Gruppen teilnehmen, sind meist Menschen, die es verstehen, dass das emotionale Wohlbefinden ungleich wichtiger (geworden) ist als kognitive Performance oder perfekte Alltagstauglichkeit, und die ihre Vorstellung von ‚lebenswertem Leben' entsprechend anpassen können. Gleichzeitig verstehen sie auch, dass sie, wenn sie Verantwortung übernehmen, auch im positiven Sinn zu Autoritäten werden müssen.

In *psychoanalytischen Begriffen* beschreibt Bettina Rabelhofer die Grundlagen des Umganges mit Dementen: „Es bedarf hier eines ‚träumenden' Anderen, der sich als Behältnis … für die nicht assimilierten und nicht symbolisierten seelischen Inhalte zur Verfügung stellt. Dabei muss auch jenen Elementen Platz gegeben werden, die vorbegrifflich sind, um wieder neuen psychischen Raum in der Beziehung zum Gegenüber zu schaffen, das aufgrund seiner zerbrechenden Fähigkeit, die kognitiv und emotional zerfallenden Gestalten zu integrieren, bindungslos nach einer vertrauten Basis Ausschau hält".[8, S. 64f] Das Gegenüber … „nimmt, so wie einst die Mutter bei ihrem Baby, Zeichen unterschiedlichster Äußerungen, die nicht symbolisiert werden können … auf und repräsentiert diese in ihrem eigenen inneren Raum, gibt sie ‚entgiftet' und symbolisiert … an ihr Kind zurück. Das Gegenüber muss also … fähig sein, … den nicht symbolisierten Anteilen des Patienten psychischen Raum zu geben und namenlose Bedrohung in erträglich gemachte Angst zu verwandeln".[8, S. 63f]

Andererseits wird gesagt, dass der oder die Erkrankte eigene Konflikte abwehrt, indem er diese auf Betreuungspersonen projiziert und in ihnen so gerade die selbst abgewehrten Gedanken, Gefühle und Verhaltensweisen hervorrufen könne.[9]

Dass Psychotherapie bei Demenz die tiefenpsychologischen Behandlungsansätze umfasst, aber nicht auf diese beschränkt ist, zeigen auch weitere AutorInnen. Es sei „unstrittig, dass psychotherapeutische und psychosoziale Maßnahmen dazu beitragen können, dass Demenzkranke sich wohl und sicher fühlen, dass Angst, Depression und Verzweiflung weitest möglich vermieden werden und der Betroffene über seine … Restfunktionen bestmöglich verfügt".[10]

Medikamente: Gerontopsychiatrische Behandlung wird von Angehörigen oft als sehr hilfreich empfunden, vor allem, wenn es sich um begleitende Symptome wie Aggressivität, Halluzinationen, oder um depressive Verstimmung handelt.

Konventionelle Antidementiva (insbesondere NMDA-Rezeptor-Antagonisten) scheinen die Lebensqualität vieler Erkrankter – und damit der Betreuenden – durch gedankenfokussierende Wirkung relativ verbessern zu können, der Aufschub bis zur Heimunterbringung beträgt im Schnitt aber nur etwa ein halbes Jahr.

Bei Operationen Demenzkranker scheinen Vollnarkosen ein ernsthaftes Risiko für kognitive Folgeschäden zu sein,[11, 12] lokalen Anästhesien sei hier, wenn möglich, der Vorzug zu geben.

Je nach ‚Weltanschauung' werden auch komplementäre Verfahren eingesetzt. Die anthroposophische Heilkunde vertritt einen umfassenden Zugang, der soziale Betreuung, ganzheitliche Pflege und typologisierend-individualisierende Arzneimittel umfasst,[13, S. 473], auch auf gute Passung von Zahnprothesen wird besonders geachtet. Individualisierend ist auch der Ansatz der Homöopathie, es werden aber auch ‚bewährte Indikationen' benannt.[14] Phytotherapeutisch werden in Frühstadien Gingko-

Präparate sowie rote Fruchtsäfte empfohlen; unter den Nahrungsergänzungsmitteln etwa Neuroglutamin.

Pflegehilfe und Heim: Anfangs nahmen die Betreuenden meist stundenweise Hilfe sowie Tagesstätten in Anspruch. In der folgenden Phase wird die Betreuung oft durch 24-Stunden-Pflege oder Heimunterbringung verändert: einerseits entlastet dies organisatorisch, andererseits führt es bei manchen Angehörigen zu Schuldgefühlen. Als Gesellschaft zu überlegen, wie man Heime als Lebensgemeinschaft und nicht nur als Aufbewahrungsstätte konzipieren kann, scheint lohnend.[13, S. 499] Zumindest ist es oft möglich, dass Angehörige die neue Wohnumgebung so mitgestalten, dass der Betroffene gewohnte ‚Anker' für seine Aufmerksamkeit findet, etwa Bilder, Teppiche,
...

Die Vorstellung personalisierter Pflegeroboter finde ich zwar beklemmend, nehme aber an, dass es in Zukunft auch solche ‚technischen Lebenshilfen' zur körperlichen, aber auch emotionalen Entlastung der Pflegekräfte geben wird.

Den Kranken oder die Kranke regelmäßig zu besuchen und dabei entspannt zu sein, bringt mehr als eine dauerhaft angespannte gemeinsame Lebenssituation. Ein Besucher-Netzwerk will koordiniert werden: Außenstehende wie Verwandte und ehemalige Freunde haben oft große Hemmungen, sich auf Besuche einzulassen.

Gegenwärtigkeit: Jenseits der Sprachfähigkeit und jenseits des persönlichen Wiedererkennens, also in einem sehr abgebauten Stadium, sind Besuchte(r) und Besuchende(r) – abgesehen von Hilfe bei Alltagsverrichtungen wie z.B. dem Essen – vor allem auf bloße Präsenz, auf ‚Gegenwärtigkeit' angewiesen.

Die Endlichkeit annehmen

Sterben und Tod: Mit der Biografie der Gepflegten komme ich in der Regel wieder bei den sogenannten ‚Nachtreffen' der betreuenden Angehörigen in Kontakt, zu denen ich ein oder zwei Jahre nach Abschluss der analytischen Gruppe einlade. Hier berichten die TeilnehmerInnen, wie ihre Situation sich entwickelt hat; für mich sind diese Treffen auch ein Hinweis auf die Nachhaltigkeit der gemeinsamen Arbeit und ‚Profite‘ der Beteiligten.

Schon während der Zeit der analytischen Gruppe ist der Tod des einen oder anderen Betreuten ein zu bearbeitendes Thema; bei Nachtreffen wird ausgetauscht, wessen Elter, wessen Partner gegangen ist oder, in der häufigeren Diktion der TeilnehmerInnen, ‚gehen konnte‘. Immer wieder wird von den TeilnehmerInnen darauf verwiesen, dass eine Patientenverfügung bzw. Vorsorgevollmacht ein ‚natürlicheres‘ Sterben ermöglicht habe, als dies mit Einsatz weiterer Hochtechnik-Medizin möglich gewesen wäre (vgl. Kapitel 21).[15]

‚Trauer‘ ist ein wichtiges Thema, und hier zeigt sich, wie viel Trauerarbeit manche Betreuenden schon während des vorangegangenen langsamen Abschieds von der Person, die sie kannten, geleistet haben.

Personen, die (zumindest abschließend) noch ihre Beziehungen zu den Betreuten klären und Konflikte auflösen konnten, d.h. einen ‚Gewinn‘ aus der Betreuungssituation ziehen, scheinen zumeist auch gut in der Lage, nach Verlust und Trauer bewusst einen neuen Lebensabschnitt zu beginnen.

Literatur zu Kapitel 19

1 Endler PC (2018). Der reflektierte tiefenpsychologische Fallbericht. facultas Verlag Wien

2 Wappelshammer E (2017). Dementia Care Mapping im interdisziplinären Diskurs: Personzentrierte Demenz-Pflege in der Dynamik gesellschaftlicher Modernisierung. Springer, Berlin, 89

3 Müller-Hergl C (2014). DCM im Kontext von Konzepten zur Lebensqualität von Menschen mit Demenz. In: Riesner C (Hg.). Dementia Care Mapping (DCM). Evaluation und Anwendung im deutschsprachigen Raum. Huber, Bern, 23

4 www.demenz-klosterneuburg.at

5 Hirsch RD (Hg.). (1994). Psychotherapie bei Demenzen. Springer, Heidelberg, V

6 Feil N (2010). Validation. Ein Weg zum Verständnis verwirrter alter Menschen. 9. A. Reinhardt, München

7 https://de.wikipedia.org/wiki/Validation_(Pflege) (20.01.2020)

8 Rabelhofer B (2017). Ich – das sind die Anderen. Erzählen von Demenz, Alter und Tod. In: Ringkamp D, Strauß S, Süwolto L. (Hg.). Demenz und Subjektivität. Ästhetische, literarische und philosophische Perspektiven. Lang, Frankfurt

9 Evans S (2008). ‚Beyond forgetfulness'. How psychoanalytic ideas can help us to understand the experience of patients with dementia. Psychoanalytic Psychotherapy 22, 155–176

10 Wächtler C, Feige A (2005). Psychotherapeutische Konzepte bei Demenz. PID – Psychotherapie im Dialog 6, 295–303

11 Kukaswadia S (2014). University of Toronto Researchers Discover Why Anesthetics Cause Prolonged Memory Loss. Candian Association for Neuroscience. www.can-acn.org

12 Zurek AA et al. (2017). Sustained increase in alpha-5-GABAA receptor function impairs memory after anesthesia. J Clinical Investigation (o.A.). www.jci.org

13 Girke M (2014). Geriatrie. Salumed Verlag Berlin

14 Teut M (2010). Hyoscyamus niger in der homöopathischen Therapie von Menschen mit Demenz. AHZ 255(2)

15 www.gesundheit.gv.at/.../patientenrechte/patientenverfuegung
www.bundesgesundheitsministerium.de/patientenverfuegung.html
www.fmh.ch/dienstleistungen/recht/patientenverfuegung.cfm

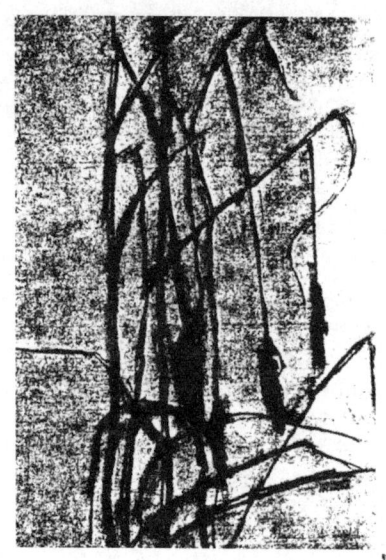

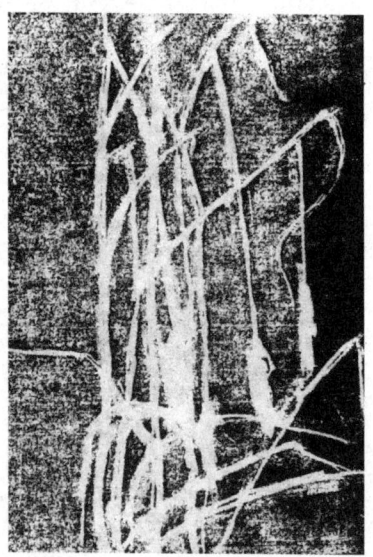

20.

Vorstellungen über Demenz

Risikofaktoren und ‚Ursachen'

Demenz – was ist das?

Laut medizinischer Klassifikation (ICD 10) ist Demenz eine ‚chronische oder fortschreitende Beeinträchtigung höherer kortikaler Funktionen einschließlich Gedächtnis, Denken, Orientierung, Auffassung, Rechnen, Lernfähigkeit, Sprache und Urteilsvermögen'. Die WHO spricht vom ‚Oberbegriff einer Vielzahl von Erkrankungsbildern, die mit einem Verlust der geistigen Funktionen wie Denken, Erinnern, Orientierung und Verknüpfen von Denkinhalten einhergehen und die dazu führen, dass alltägliche Aktivitäten nicht mehr eigenständig durchgeführt werden können'. In Österreich leiden etwa 1,5% der Menschen an Demenz (zum Vergleich: insgesamt beziehen etwa 5,3% der ÖsterreicherInnen Pflegegeld). Über zwei Drittel der Menschen mit Demenz werden im Familienverband betreut. Die Zahl der an Demenz Erkrankten nimmt von etwas mehr als 1% in der Altersgruppe der 65–69-Jährigen auf rund 40% unter den über 90-Jährigen zu.[1] Eine genetische Disposition wird angenommen. Frauen erkranken häufiger als Männer. Für die kommenden Jahrzehnte geht man davon aus, dass die Zahl der Betroffenen weiter ansteigt, was v.a. mit der allgemein steigenden Lebenserwartung zusammenhängt. Andererseits scheint die relative Häufigkeit manifester Demenz in den einzelnen Altersgruppen in manchen Ländern wieder rückläufig,[2, 3] was durch die Verminderung von Risikofaktoren (s.u.) gedeutet wird.

„Der an Demenz Erkrankte ist nicht mehr in der Lage, die Tiefendimension von Bedeutungsverbindungen zu erfassen, er ersetzt sie durch die Ausweitung der horizontalen Dimension. So bewegt er sich auf verqueren, pragmatisch-persönlichen …

Assoziationsketten …", formuliert Bettina Rabelhofer.[4] Der oder die fortgeschritten Demente kann die Realität, wie die anderen sie verstehen, nicht mehr teilen. In einem Roman über seinen Vater beschreibt Arno Geiger eine solche Kommunikation: „Der tägliche Umgang mit ihm glich jetzt immer öfter einem Leben in der Fiktion. Wir richteten uns in all den Erinnerungslücken … und Hilfskonstruktionen ein, mit denen sein Verstand sich gegen das Unverständliche … wappnete".[5]

Im Alltag mit Demenzkranken ist es wichtig, zwischen Einschränkungen im ‚Können' (erinnern, orientieren, …) und ‚Sein' (persönliche Authentizität) zu unterscheiden.

Risikofaktoren

Bei sogenannten Risikofaktoren handelt es sich nicht um ursächliche Einflüsse, sondern um Faktoren, die einen Prozess verstärken können. Risikofaktoren werden durch die Summierung von Krankendaten ermittelt, entsprechen also statistischen Wahrscheinlichkeiten. Der Einzelfall weicht oft von Durchschnitt ab – niemand ist vor einer Krankheit gefeit, wie auch niemandem die ‚Schuld' an einer Demenzerkrankung gegeben werden kann. Unsere Krankheitsschicksale können wir nicht selbst bestimmen, aber in gewissem Maß doch selbst beeinflussen und gestalten.

Der folgende Abschnitt betrifft die Forschung zur Biografie von Demenzerkrankten. Zugleich gibt er Gesunden – also auch den Betreuenden – die eine oder andere Information, wie sie ihre Ausgangslage verbessern und Lebensqualität optimieren können. Verhaltensvorschläge und gute Vorsätze mögen auf schwierige äußere Bedingungen stoßen, oder auf schwierige innere Dispositionen, z.B. Antriebslosigkeit oder Suchtverhalten. Die willentliche Entscheidung für zuträgliche Gewohnheiten führt aber oft unmittelbar zu mehr Lebensqualität, was es leichter macht, sich sowohl auf das eigene Alter vorzubereiten als auch, sich um andere zu kümmern.

In der Gesundheitswissenschaft und Medizin allgemein akzeptiert[6, 7] sind als starke Risikofaktoren für Demenzen:

- Mangel an Bewegung und körperlicher Fitness
- Übergewicht
- Rauchen
- wenig soziale Beziehungen, Isolation
- Bildungsarmut[8]
- wenig intellektuelle Interessen
- sowie, wenn unbehandelt, Diabetes, Bluthochdruck, Hyperlipidämie und
- Depression, bipolare Störung und Schizophrenie.

Auch die familiäre Häufung psychiatrischer Erkrankungen gilt als Risikofaktor.

Als moderate Risikofaktoren gelten chronischer Stress, posttraumatische Belastungsstörung, reaktive Anpassungsstörung (‚Burnout‘), niedriger sozioökonomischer Status, falsche Ernährung, Vollnarkosen, anticholinerge Medikamente, Schlafstörungen, Hörstörungen, gesteigerter Alkoholkonsum, Verwirrtheitszustände (Delir) und allgemeine Vielfacherkrankungen.[9]

Die Henne oder das Ei?

Im Sinne von *C. G. Jung* hat Demenz „damit zu tun, dass seit frühester Zeit im Leben Gefühle blockiert wurden. Viele, z.B. schmerzliche, vor-bewusste Gefühle wurden abgespalten und verblieben im Unbewussten, andere waren bewusst und wurden verdrängt. Im Laufe der Zeit hat auch der Körper darauf reagiert".[10] Neuronale oder vaskuläre Ablagerungen wären hier eine Begleiterscheinung oder ein Risikofaktor, aber nicht die Ursache von Demenz.

Was zuerst war, ‚die Henne oder das Ei‘ (das Biologische oder das Psychologische), werden wir hier nicht klären können, sondern uns interessiert, wie wir die beiden (oder andere) Zugänge nutzen können, um Lebensqualität zu erhalten.

In der *anthroposophischen* Demenz-Literatur findet sich der Ausdruck ‚totes Erinnern', ‚nicht richtig durchgearbeitete Bewusstseinsinhalte', d.h. Inhalte, die weder stabil abgewehrt (verdrängt und vergessen) noch bewusst durchgearbeitet und integriert wurden. Hier findet sich die Vorstellung, dass die Betroffenen ‚irgendetwas nicht loslassen konnten', dass sie etwas ‚nie richtig knacken konnten', das ‚in ihnen spukt', dass belastende seelische Inhalte die Betroffenen an der Grenze von Unbewusstem und Bewusstem chronisch beschäftigt, gequält, blockiert haben.[11]

Demenz wird dort übrigens als ‚Sterbeprozess, der sich über lange Zeit erstrecken kann' charakterisiert.[12]

Nach dem *Stress-Resilienz-Modell* ist, ob es zu degenerativen Prozessen kommt oder nicht, abhängig davon, welche Belastungen (Stressoren) welchen Verarbeitungsmöglichkeiten (Resilienzen) gegenüberstehen. Unterschiedliche Menschen können mit ein- und derselben Belastung unterschiedlich gut oder schlecht zurechtkommen (Herausforderungen und Stressoren können aber auch ihrerseits unsere Widerstandskraft beeinflussen).

Aus *kulturkritischer Perspektive* wurde Demenz als ein „Kontrastereignis zu Fortschrittsoptimismus und narzisstischer Selbstbespiegelung der Epoche" bezeichnet.[4, S. 59] Ob unsere erfolgsorientierte Gesellschaft sozusagen Demenz als ‚Schattenseite' hervorbringt? Jedenfalls fallen Demente in einem kognitiv leistungsorientierten Umfeld früher und deutlicher auf als in anderen Gesellschaftsentwürfen.

Und: wäre es nicht menschlicher, ‚vergesslich' und ‚verwirrt' sein zu können, statt nach der Deutungshoheit der Erfolgreichen ‚geist-los' – dement?

Demenz wurde salopp auch als eine ,*Störung der Logistik*'
beschrieben und es wurde empfohlen: „Den Versuch aufgeben,
so weiterzumachen wie bisher; das Alltägliche zurückstellen und
sich der Aufarbeitung der Vergangenheit widmen; es geht nun nur
noch um große Zusammenhänge, die Strukturen des Lebens ...;
Frage: ,Was bin ich (in) meinem Leben schuldig geblieben?' ...
bescheiden im Geiste, einsichtig statt einfältig werden."[13]

Von *Angehörigen der Betroffenen* selbst kommen zuweilen
psychologische bzw. psychologisierende Theorien: „Ein Kind-
heitsschicksal ohne Stabilität"; „Traumatische Übergriffe",
„Schuldverstrickungen als Täter", „Schuldverstrickungen als
Opfer", „Abhängigkeitsbeziehungen", „Wichtiges nicht gelebt
haben". Oft scheint es, dass Demenzkranke in ihrem frühen Leben
Schwieriges erlebt haben und damit nie ins Reine gekommen
sind.[14] Oft handelt es sich aber auch um Erklärungsversuche, die
in Schuldgefühlen oder Schuldzuweisungen münden (die ihrerseits therapiebedürftig sind).

Die *moderne Tiefenpsychologie* trägt weitere Aspekte bei. Ulrich
Drerup[15] fasst zusammen: „... eine Über-Ich-Pathologie, Störun-
gen in der narzisstischen Regulation, eine pathologische
Regression, die nicht im Dienste des Ichs erfolgt, eine überhöhte
libidinöse Besetzung intellektueller Funktionen sowie die
pathologische Ausformung eines ,falschen Selbst'". Oder,
einfacher gesagt: Dass man zu stark darauf bedacht ist, was man
sollte und müsste, statt darauf zu achten, was zu einem passt und
was man selber möchte und will; und damit verbunden eine (ggf.
abwechselnd) über- oder untertriebene Vorstellung von der
eigenen Bedeutung; eine Tendenz zu unreifem Rückzug sowie
übermäßige Denk- und Gedankenverliebtheit und ein geküns-
teltes, vom eigenen Wesen ,entfremdetes' Selbstbild.

Ob dies nun Ursachen, Risiken oder eher Erschwernisse einer
dementiellen Entwicklung sind, bleibt diskutierenswert: Jemand,
der die genannten Persönlichkeitszüge aufweist, wird jedenfalls

schwerer mit einem krankhaften Prozess zurechtkommen. Und, ganz allgemein in Bezug auf psychosomatische Krankheiten, sagt Wolfgang Schmidbauer: „Die Anforderungen an die … Fassade werden so hoch, dass die dazu notwendigen Verdrängungen nur mit Hilfe selbstschädigender Abwehrformen aufrechterhalten werden können".[16]

Von tiefenpsychologischer Seite werden also ‚Entfremdung' von sich selbst (in Sinne von Erich Fromm)[17] bzw. ein ‚falsches Selbst' (nach Donald Winnicott) als Demenz-Risikofaktoren genannt. Um diese zu verringern, müsse man sich mit abgespaltenen bzw. verdrängten, z.t. vorsprachlichen eigenen Gefühlen und Haltungen auseinandersetzen, die früh den Interessen anderer (d.h. des *Über-Ich*) geopfert wurden. Nach Winnicott ist zur Auflösung des ‚falschen Selbst' die Besinnung auf sich selbst, und zwar zunächst durch die Besinnung auf die eigene Leiblichkeit, das eigenen Da-Sein, auf ‚Präsenz', ‚Gegenwärtigkeit' nützlich.[18]

Folgendes skizziert ein Risiko wohl auch für manche Betreuenden: „Viele Menschen sind heute, ohne es selbst zu merken, nur noch reaktiv, fremdbestimmt. Sie haben sich in gewisser Weise ‚abgegeben', und funktionieren so, wie die Umgebung es von ihnen erwartet. Das letzte, was von ihrem Ich übrigbleibt, ist die Freude über die Anerkennung der anderen, weil sie so gut funktionieren."[12, S. 72]

Abschließend möchte ich einen von einem Kollegen eingebrachten Text zitieren: „Erinnerung … stützt sich darauf, dass wir dem, was wir tun, unsere komplette und volle Aufmerksamkeit widmen. Wenn wir jemandem nicht voll und ganz begegnen, oder wenn wir etwas nur mit halber Aufmerksamkeit erleben, dann wird das Ereignis in uns wie etwas Unabhängiges … bleiben … Um Erfahrungen in den lebenden Strom der Erinnerung hineinzuverdauen, muss vor allem das Herz am Akt der Aufmerksamkeit beteiligt sein …"[19]

Als *Sinnsprüche (Mantren),* die einzusetzen interessant sein könnte, bieten sich an:

- Für Betreute: „Ich bin da."
- Für Betreuende: „Ich lebe mein eigenes Leben."

Literatur

1 Bickel H (2016). www.deutsche-alzheimer.de

2 Matthews et al. (2013). A two-decade comparison of prevalence of dementia. Lancet 382, 1405–1410

3 Kenneth et al. (2017). JAMA International Medicine 177, 51–55

4 Rabelhofer B (2017). Ich – das sind die Anderen. Erzählen von Demenz, Alter und Tod. In: Ringkamp D et al. (Hg.). Demenz und Subjektivität. Lang, Frankfurt, 61

5 Geiger A (2011). Der alte König in seinem Exil. Hanser, München

6 Gräßel E, Pendergrass A (Hg.). (2017). Forschungsplattform Demenz. Ergebnisse eines Expertentreffens zu Präventions-, Therapie-, und Versorgungsstrategien. KVC Verlag, Essen

7 Benke T (2020). Demenz und Lebensstil. psychopraxis. neuropraxis 1

8 Kirsty L et al. (2019). Cognition at age 70. Life course predictors and associations with brain pathologies. Neurology 93, 2144–2156

9 Ahlskog JE et al. (2011). Physical Exercise as a Preventive or Disease-Modifying Treatment of Dementia and Brain Aging. Mayo Clinic Proceedings 86, 876–884

10 Rump H, persönliche Mitteilung 2017

11 Halle J von (2009). Die Demenzerkrankung. Anthroposophische Gesichtspunkte. Verlag für Anthroposophie, Dornach, 65 bzw. 7

12 Girke M (Hg.) (2014). Geriatrie. Grundlagen und therapeutische Konzepte der Anthroposophischen Medizin. Salumed Verlag, Berlin

13 Dahlke R. (2007). Krankheit als Symbol. 17. A. Bertelsmann, München, 245

14 Matzawrakos A, persönliche Mitteilung 2017

15 Drerup U. (1994). Psychoanalytische Aspekte der Demenz. In: Hirsch RD (Hg.). Psychotherapie bei Demenzen. Springer, Heidelberg, 44

16 Schmidbauer W. (1986). Die subjektive Krankheit. Rowohlt, Reinbek, 169

17 Levy A. (2001). Erich Fromm: Humanist zwischen Tradition und Utopie. Königshausen und Neumann, Würzburg

18 Winnicott DW. (1974). Ichverzerrung in Form des wahren und des falschen Selbst. In: Winnicott DW, Reifungsprozesse und fördernde Umwelt. Fischer, Frankfurt

19 Sardello R, Sanders-Sardello C. (2004). Memory and Digestion. Digestion 35, zit. n. www.lilipoh.com/articles/memory-and-digestion/

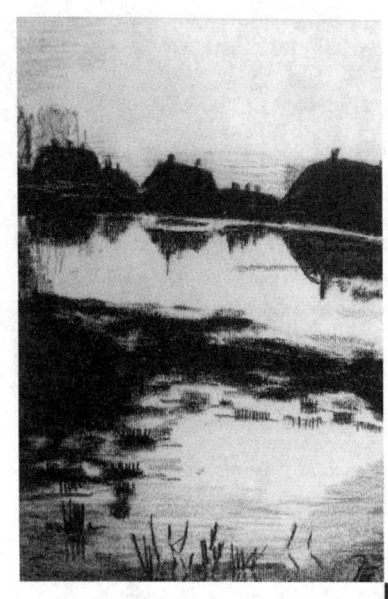

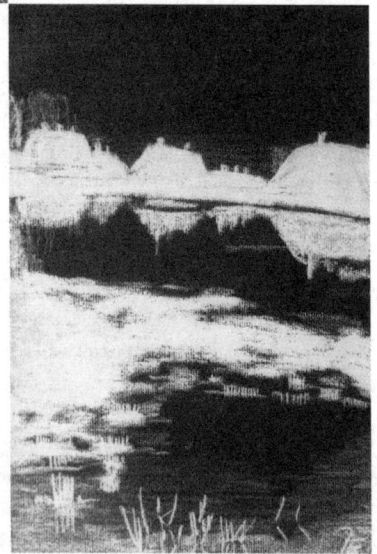

21.

Selbstfürsorge und Vorbeugung

Was man als Betreuender tun kann

Selbstfürsorge

Psychische Gesunderhaltung ist ganz allgemein ein wichtiges Thema für helfende Menschen. Die Belastungen betreuender Angehöriger sind gut dokumentiert[1] (siehe dort für umfangreiches Schrifttum). Pflegende Angehörige haben ein erhöhtes Risiko, an Stress und allgemein schlechterer Lebensqualität, an Depression, Schlafstörungen, Bluthochdruck, koronarer Herzkrankheit und Immunanfälligkeit, mit insgesamt erhöhter Sterblichkeit zu leiden. Besonderen Belastungen sind Angehörige von Demenzpatienten ausgesetzt. Angst, Depression und weitere subjektive Belastungen der Angehörigen sind ausgeprägter, wenn die zu Pflegenden späte Demenzstadien durchleben. Andererseits wird in der Literatur auch vom Zugewinn an Lebenserfüllung durch pflegende Tätigkeit im Familienverband berichtet.

Die Pflege wird überwiegend (etwa in drei von vier Fällen) von weiblichen Angehörigen geleistet.

Eine deutlich geringere Belastung zeigt sich bei Angehörigen, die täglich mindestens drei Stunden ohne den/die zu Pflegenden verbringen. Entlastungsangebote wie Tagesstrukturen, Tagespflege und ambulante Pflege sind laut Studien durchaus hilfreich.[1] „Denkbar wäre, dass die Angehörigen im Rahmen solcher Gruppen ermutigt werden, sich durch die Annahme von Hilfe und Unterstützung (z.B. durch Sozialstationen oder Tagespflege) stärker zu entlasten. ... So könnten sozialer Rückhalt und Anerkennung der Gruppe zu einer positiveren Bewertung der eigenen Pflegeleistung und zu einer Zunahme an wahrgenommener sozialer Anerkennung führen.

Persönliche Einschränkungen könnten umbewertet oder tatsächlich reduziert werden".[2, S. 12]

Psychotherapeutische Angebote sind für die Angehörigen Dementer etwa in demselben Ausmaß hilfreich wie das Angebot von Tages- und ambulanter Pflege.[3] Für Selbsthilfegruppen ist eine kompetente Leitung wichtig, unstrukturierte Gruppen können sogar zu ‚gegenseitiger Belastung' der TeilnehmerInnen führen.

In meinen Gruppen befassen sich betreuende Angehörige mit ihren aktuellen Beziehungen zu den Betreuten und mit ihren früheren Erinnerungen an sie. Neben organisatorischen Fragen betreffen Konflikte oft Probleme von ‚Nähe und Distanz' und von ‚Zumutbarem und Unzumutbarem'. Es zeigt sich, dass es das Risiko von Überforderung vermindert, wenn die wechselseitige Autonomie von Ehepartnern bzw. die Reife in Eltern-Kind-Beziehungen bereits zuvor erreicht und gepflegt worden war. Emotional befriedigend kann die Einbettung in ein religiöses Weltbild sein.

Im Gruppenverlauf taucht auch das Thema der eigenen Endlichkeit auf, oft die Angst vor eigener Erkrankung und die Furcht, einmal ‚den eigenen Kindern zur Last zu fallen', es werden Phantasien zu einem Notfalls-Suizid berichtet, die in der Regel von Überlegungen zu einer Vorsorgevollmacht oder Patientenverfügung abgelöst werden – indem man Nahestehenden die Kompetenz einräumt, im Notfall den eigenen Willen zu interpretieren, wenn es um lebens- und leidensverlängernde Maßnahmen geht.

Folgender Text ist mir in diesem Zusammenhang begegnet: „Sollte ich jemals – etwa durch Unfall, Erkrankung oder Alter – *(a)* in einen irreversibel scheinenden Zustand überwiegender Bewusstlosigkeit in Bezug auf meine Identität, meine Umwelt oder mein Handeln geraten sein, und *(b)* lebensbedrohlich erkrankt sein oder sonst mich in einem Sterbeprozess befinden, so bitte ich, mir ein von lebensverlängernden Interventionen freies Sterben zu ermöglichen. Insbesondere lehne ich für den Fall, dass auch nach erfolgreicher Intervention kein selbstbestimmtes Leben möglich wäre, folgende Maßnahmen ab: Wiederbelebungsmaßnahmen, künstliche Ernährung (etwa mittels PEG-Sonde), künstliche Beatmung, operative Eingriffe, und Gabe von Antibiotika. Im gegebenen Fall möchte ich nicht, dass mein Leben um jeden Preis verlängert wird. Vielmehr möchte ich, dass mein unmittelbarer Sterbeprozess akzeptiert und höher gewertet würde als die medizinischen und technischen Möglichkeiten einer zeitlichen Verlängerung meines Lebens."

Weiter geht es in den Gruppen um Demenz-Risikofaktoren und -Risken, die ja auch einen selbst betreffen, und um Strategien der Vorsorge. Wichtig für die Betreuenden ist es, sich nicht auf den Sog von Befürchtungen einlassen zu müssen. Dass Pflegebedürftigkeit und Demenz keineswegs auch ihr ‚vorgezeichnetes Schicksal' sei, ist eine schlichte statistische Wahrheit. Darüber hinaus hängt auch der Verlauf einer Demenz von individuellen Faktoren ab, kann man in gewissem Maße selbst zum zeitlichen Verlauf und zur Unerträglichkeit oder Erträglichkeit dieser Erkrankung beitragen.

In praktisch jeder Gruppe, die ich bisher begleitet habe, wird ‚Gegenwärtigkeit' thematisiert – sowohl als Ressource für sich selbst als auch als Strategie und Anker mancher Erkrankter. „Dieser Tag ist wichtig" – „heute ist heute" sind dabei Haltungen, die helfen, Zukunftsängste auszublenden bzw. die unüberschaubaren Aufgaben, die in der Zukunft liegen, zu ‚portionieren'. Dem entsprechend wird auch religiös formuliert, man solle sich nur um den heutigen Tag kümmern: „Sorgt euch nicht um morgen; denn der morgige Tag wird für sich selbst sorgen. Jeder Tag hat genug eigene Plage"[4] und es sei erleichternd „seine Sorgen in Gottes Hand legen" zu können. Auch werden wechselseitig Vorträge (z.B. von David Steindl-Rast),[5] Entspannungstechniken[6] oder Meditationen[7] empfohlen.

Berührend kann es sein, wenn Gruppenmitglieder einander daran erinnern, dass „früher auch nicht jeder vergessliche Alte gleich ‚dement' war", dass auch bei Betreuenden durch die vielen Aufgaben „eben mal das eine oder andere durcheinander geraten kann", wenn sie also Stigmatisierungen zu vermeiden und einander zu ent-ängstigen trachten.

Andererseits scheint die Betreuung viel an Abwehr-Ressourcen zu mobilisieren, sodass Betreuende ihre eigene Angst vor Hinfälligkeit auf die Betreuten projizieren können, was sie weniger an ihre eigenen Grenzen denken lässt und sie wohl auch für die Pflegeaufgaben leistungsfähig erhält.

Eine meiner eigenen Strategien – abgesehen davon, mich als Therapeut auf der Seite der ‚Gesunden' zu positionieren – ist die Vorstellung, durch fortgesetzte Selbsterfahrung meine ‚kognitiven und emotionalen Reserven' zu vertiefen.[1]

Vorbeugung

Zur Verringerung von Demenz-Risikofaktoren (siehe das vorige Kapitel) wird empfohlen:

- körperliche Aktivität
- emotionale Aktivität
- soziale Aktivität
- Bildungsaktivität
- intellektuelle Aktivität
- Verzicht auf das Rauchen
- Behandlung von Diabetes, Bluthochdruck, Hyperlipidämie, Depression und anderer psychiatrischer Erkrankungen
- Vermeidung von Vollnarkosen
- Stressreduktion (Lebensstil, Entspannungsmethoden, Meditation) und
- ausgewogene Ernährung (einschließlich Obst und Gemüse sowie Träger von hochungesättigten Fettsäuren wie Leinöl oder Fisch),[8] kein übermäßiger Alkoholkonsum.

Besonders gut untersucht und eindeutig belegt sind der positive Einfluss von körperlicher Bewegung[9] und komplexen, problem-lösungsorientierten intellektuellen Aktivitäten, möglichst in Netzwerken mit anderen.[10]

Für bereits kognitiv Eingeschränkte sollten (siehe das vorige Kapitel) Vollnarkosen vermieden werden.

Gerald Hüther[11] hat neuerdings das ‚Kohärenzempfinden' als wesentlichen Schutzfaktor genannt. Dieses Konzept geht auf die Sozialwissenschaft[12] zurück und sagt, dass es ganz allgemein zu einer zuträglichen Lebenseinstellung gehört, die Welt als ‚verstehbar', ‚handhabbar' und ‚sinnvoll' zu erleben. Während Studien keinen direkten Bezug von Kohärenzempfinden und körperlicher Gesundheit zeigen, geht Hüther in einem sehr ermunternden Buch von einem Bezug zur Demenzvorbeugung und -bewältigung aus. Seiner Empfehlung zu einer offenen, optimistischen Lebenshaltung zu folgen, ist sicher kein Fehler; allerdings haben Forschungen gezeigt, dass das Kohärenz-empfinden bereits in unserer Kindheit und Jugend festgelegt wird und im späteren Leben allenfalls durch gelungene Psycho-therapie oder intensive Erlebnisse von Geborgenheit vermehrt werden kann. Wie stark also Anlage, Umwelt und die eigene Entscheidung unser Leben formen, mag man diskutieren; hat man aber die Chance, zuträgliche Gewohnheiten zu bilden, lohnt es sich wohl, diese Chance zu nutzen.

Kontrovers diskutiert werden Studien, die auf künstliche Süßstoffe[13], auf Aluminium (älteres Kochgeschirr, medizinische Beisubstanz für Impfstoffe) und andere Schwermetalle als Risikofaktoren hinweisen,[14, 7] vorbeugend könnte man diese meiden. Anekdotenweise werden Weizengluten, rotes Fleisch und Milchprodukte ‚verdächtigt'.

Eingängig ist eine Formel, nach der wir ‚zu viel, zu schnell, zu unachtsam und zu spät am Tag zu essen'.

Der Begriff ‚Risikofaktoren' ist nicht gleichbedeutend mit ‚Ursachen'. Daher ist es verständlich, dass z.b. in der Corona-Diskussion viele der hier für Demenz genannten Risikofaktoren auch im Zusammenhang mit Covid-19 genannt werden: „Es ist eine wissenschaftlich gesicherte Tatsache, dass die meisten Menschen, die schwer an Covid-19 erkrankten oder sterben, an schweren Vorerkrankungen leiden oder litten. Die Lebensstilfaktoren, die das Auftreten ... dieser Zivilisationskrankheiten massiv begünstigen, sind ... Bewegungsmangel, zu hoher Konsum von tierischen Lebensmitteln sowie Zucker und Weißmehlen, zu geringer Konsum an vollwertigen pflanzlichen Lebensmitteln sowie Stress und Umweltbelastungen".[15]

Moderne Ernährungswissenschaft – und die populären Medien – entdecken derzeit das Intervallfasten als Mittel zur allgemeinen Gesunderhaltung, etwa einen Rhythmus von acht Stunden, in denen man essen kann (z.b. zwischen morgens und nachmittags) und 16 Stunden, in denen man nichts isst (z.B. ab dem mittleren Nachmittag). Einen förderlichen Einfluss u.a. auf die geistige Klarheit kann man leicht im Selbstversuch testen.

Literatur zu Kapitel 21

1 Endler PC (2018). Der reflektierte tiefenpsychologische Fallbericht. facultas Verlag Wien

2 Zank S et al. (2007). Längsschnittstudie zur Belastung pflegender Angehöriger von dementiell Erkrankten (LEANDER). Z Gerontopsychologie und -psychiatrie 20, 239–255

3 Pinquart M, Sörensen S. (2002). Interventionseffekte auf Pflegende Dementer und andere informelle Helfer: Eine Metaanalyse. Z Gerontopsychologie und -psychiatrie 15, 85–100

4 Evangelium nach Matthäus 6, 34

5 Steindl-Rast D. youtube 2012, 2014

6 Pennington G., „Gedankenkarussell?" youtube 2017

7 Walach H. (2017). Primärprävention von Demenzen – Bausteine eines lebensstilbasierten Programms auf der Basis wissenschaftlicher Daten. In: Gräßel E, Pendergrass A (Hg.)

8 Gräßel E, Pendergrass A (Hg.). (2017). Forschungsplattform Demenz. Ergebnisse eines Expertentreffens zu Präventions-, Therapie-, und Versorgungsstrategien. KVC Verlag, Essen

9 Ahlskog JE et al. (2011). Physical Exercise as a Preventive or Disease-Modifying Treatment of Dementia and Brain Aging. Mayo Clinic Proceedings 86, 876–884

10 Gatz M et al. (2016). Effects of Preretirement Work Complexity and Postretirement Leisure Activity on Cognitive Aging. The Journals of Gerontology B, 71, 849–856

11 Hüther G (2017). Raus aus der Demenzfalle! Arkana Verlag, München

12 Antonovsky A (Franke A Hg.) (1997). Salutogenese. Zur Entmystifizierung der Gesundheit. Dgvt, Tübingen

13 Pase MP et al. (2017). Sugar- and Artificially Sweetened Beverages and the Risks of Incident Stroke and Dementia. Stroke 48, 1–7

14 Walach H, Loef M. (2013). Alzheimer's Dementia and Lifestyle: Towards a Primary Prevention In: Hall PA Social Neuroscience and Public Health Foundations of the Science of Chronic Disease Prevention. Berlin, Springer

15 Kleine Zeitung (15.05.2020, S. 26). Offener Brief niedergelassener Ärzte

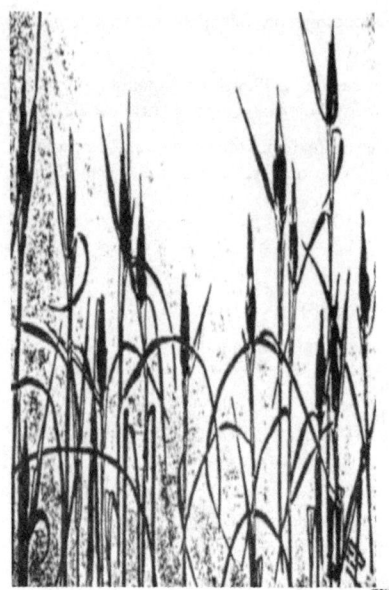
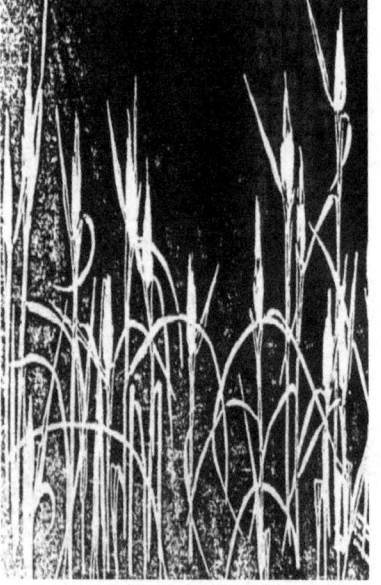

22.

Kognitive Reserve

Geistige Fitness

Neuere Studien zeigen, dass neurodegenerative Veränderungen und Ablagerungen selbst in einem Ausmaß, wie man sie früher nur bei manifest Erkrankten vermutet hätte, nicht unbedingt mit dem klinischen Erscheinungsbild einer Demenz verbunden sind.[1] Die American Psychological Association führt an, dass etwa ein Drittel der Betroffenen symptomfrei seien.[2, 3] Sinngemäß dürfte dies auch für vaskuläre Veränderungen gelten. Konnten hier andere Faktoren die Schäden (noch) ausbalancieren? Neuere Forschung spricht von ‚kognitiver Reserve'[4–6] und ‚neuro-plastischem Potential'[7] als Fähigkeit des Organismus zur Kompensation.

Ähnlich wie in der Computertechnik passende Software fehlerhafte Hardware ausbalancieren kann, scheinen Faktoren wie geistige Beweglichkeit und Offenheit zu ‚kognitiver Reserve' zu führen.[5, 6] „Das Konzept der kognitiven Reserve bietet eine Erklärung dafür, dass Individuen für altersbedingte Veränderungen im Gehirn oder pathologische Veränderungen, die mit Alzheimer-Demenz einhergehen, unterschiedlich anfällig sind. Dabei können manche Menschen mehr von solchen Veränderungen tolerieren als andere, und trotzdem weiter funktionieren ... Reserven können einfach in zwei Typen gegliedert werden: Gehirnreserve, d.h. Unterschiede in der Gehirnstruktur, die die Fähigkeit, pathologische Veränderungen zu tolerieren, erhöhen, und kognitive Reserve, d.h. Unterschiede zwischen Individuen, wie Aufgaben bewältigt werden, die es manchen Menschen möglich machen, resilienter gegenüber Gehirnveränderungen zu sein als andere."[9]

Strategien, die zum Aufbau kognitiver Reserve führen, wurden im vorigen Kapitel genannt. Eindrucksvoll – auch als Beispiel dafür, wie vernetzt Risikofaktoren sein können – ist der Befund, dass Menschen mit bis zu acht Jahren Schulbildung ein ca. dreifach höheres relatives Demenzrisiko haben als jene mit mehr als acht Schuljahren.[8]

Wenn übrigens bei Personen mit ausgeprägter kognitiver Reserve eine Demenz – wenn auch spät in der Biografie – dennoch auftritt, so kommt es zu einem vergleichsweise raschen Verfall,[9] das Plateau guter Lebensqualität kann also länger gehalten werden, bis eine kritische Schwelle überschritten wird.

Nach Hüther gehört zur Gehirnreserve auch ein neuroplastisches Potential, also die biologische Fähigkeit, neue Strukturen zu bilden.[7] Wie erwähnt, führt er als Grundlage kognitiver Reserve das Empfinden von ‚Kohärenz‘ an, d.h. die lebensbegleitende Einstellung, dass das, was uns begegnet, hinreichend verstehbar, handhabbar und sinnvoll sei.

Neben ‚kognitiver Reserve‘ scheint es wichtig, für die Lebensqualität Erkrankter auch eine ‚emotionale Reserve‘ und die Rolle langgepflegter ordnender und stabilisierender Gewohnheiten zu berücksichtigen. Auch Rituale können als Kulturtechnik genutzt werden, mit Brüchen in der Ich- und Welt-Wahrnehmung besser zurechtzukommen.

Eine interessante Vorstellung scheint die der ‚selektiven Reserve‘ zu sein: Menschen, die sich nicht mit unangenehmen Erinnerungen und differenzierter Weltwahrnehmung ‚belasten‘, sondern in einem klar abgegrenzten Interessensfeld leben, mögen zwar etwas realitätsfern erscheinen, können aber ihre ‚kleine Welt‘ mitunter sehr lange in Ordnung halten.

Literatur zu Kapitel 22

1 Wilson RS, Boyle PA, Yu L et al. (2013). Life-span cognitive activity, neuropathologic burden, and cognitive aging. Neurology 81, 314–321

2 Weir K (2017). Keeping dementia at bay. Building up cognitive reserve over a lifetime can help prevent decline. American Psychological Association 48 (7), 46–47

3 Gasser T, Maetzler W (2011). Molekulargenetik und Neurobiologie degenerativer Demenzen. In: Wallesch CW u. Förstl H (Hg.): Demenzen. Thieme Verlag, Stuttgart

4 Sattler C (2011). Kognitive Reserve im Alter – Wechselwirkungen neuropsychologischer, sozialer und neurobiologischer Faktoren im Vorfeld demenzieller Erkrankungen. Dissertation, Universität Heidelberg

5 Lubbadeh J (2007). Hirnforschung. http://www.spiegel.de/wissenschaft/mensch/hirnforschung-der-kampf-gegen-das-altern-im-kopf-a-511771-2.html

6 Stern Y (2012). Cognitive reserve in ageing and Alzheimer's disease. Lancet Neurology 11, 1006–1012

7 Hüther G (2017). Raus aus der Demenzfalle! Arkana Verlag, München

8 Benke T (2020). Demenz und Lebensstil. psychopraxis. neuropraxis 1

9 Stern Y, Albert S, Tang MX, Tsai WY. (1999). Rate of memory decline in AD is related to education and occupation: cognitive reserve? Neurology 53, 1942–1947

Quellenverzeichnis

Einige der für dieses Buch überarbeiteten Fallberichte (in der Reihenfolge dieses Quellenverzeichnisses: Kapitel 17, 12, 13, 16, 4, 3, 6) wurden zuvor an anderer Stelle publiziert:

Endler PC, Endler J. (2013). Träume vor dem Ende. Psychoanalytische Sterbebegleitung eines multimorbiden 84-jährigen Mannes. Feedback (ÖAGG) 3 & 4, 36–42

Endler PC, Bachlehner S. (2014). Betreuende Angehörige von Demenzpatienten. Entwicklung einer psychotherapeutisch analytischen Gruppe. Gruppenanalyse 23, 167–189

Endler PC, Ploner H. (2014). „(Wozu) brauchen Sie die Betreuungssituation?" Angehörige von Demenzpatienten in einer analytischen Psychotherapiegruppe. Psychotherapie Forum 17, 160–176

Endler PC. (2015). Hilfe auf jedem Weg? Von der Herausforderung des Therapeuten durch die Suizidplanung eines Klienten mit Demenzdiagnose. Psychotherapie Forum 20, 145–153

Endler PC. (2016). Es muss nicht alles gesagt werden. Zur Deutung am Beispiel der Psychotherapie eines Betreuenden. Research Proceedings IUC, END, 1–10

Endler PC. (2017a). Eine überfordernde Gruppe. ‚Kinderkrankheiten' eines Gruppenanalytikers in einer gerontopsychiatrischen Angehörigengruppe. (Zeitschrift für) Gruppenanalyse 2, 146–161

Endler PC. (2017b). Intergenerationelle Identifikation und die Reflexion über Gründe, im ‚Vorgarten des Todes' zu arbeiten. Website „Freie Assoziation" der Gesellschaft für psychoanalytische Sozialpsychologie

Endler PC. (2018). Der reflektierte tiefenpsychologische Fallbericht. Geleitwort von J. Menschik-Bendele. facultas, Wien

Die in den einzelnen Kapiteln genannten Treffen fanden in folgenden Jahren statt: Kapitel 1–2016, 2–2019, 3–2014, 4–2013, 5–2019, 6–2017, 7–2020, 8–2020, 12–2011/2012, 13–2011/2012, 14–2018, 16–2013, 17–2013, 18–2020.

Die Abbildungen in diesem Buch stammen vom Autor.

Vom Autor ebenfalls bei facultas erschienen:

Peter Christian Endler

**Der reflektierte
tiefenpsychologische Fallbericht**

Das Buch wendet sich an

- ExpertInnen, die im Bereich
  Psychotherapiewissenschaften
  Praxisforschung betreiben

- PsychotherapeutInnen, die eigene
  Fallberichte publikationstauglich
  aufbereiten wollen

- Studierende und Auszubildende, die sich für ein
  niederschwelliges Forschungsdesign für Diplomarbeiten
  über Gruppen- und Einzelfallberichte interessieren

Geleit von Jutta Menschik-Bendele,
Österreichischer Arbeitskreis
für Gruppentherapie und Gruppendynamik und
Internationale Arbeitsgemeinschaft
für Gruppenanalyse

Reflektierte Fall- und Projektforschung
Der Weg zur Publikation

Fortbildungsveranstaltungen, Diplomarbeits-
und Dissertationsbetreuung

Weiterbildung

MEd, MSc, Dr.

**für Menschen, die beruflich mit Kindern und
Jugendlichen zu tun haben, insbesondere
PsychotherapeutInnen und PädagogInnen**

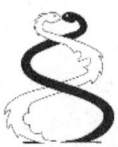

Interuniversitäres Kolleg für Gesundheit und
Entwicklung

Graz / Schloss Seggau

Leiter: Prof. Dr. Dr. P. C. Endler

www.inter-uni.net – college@inter-uni.net

Medizinische – psychologische – sozialarbeiterische – pflegerische – juristische Anliegen

Beratung für seelische Gesundheit
im Alter

Selbsthilfe und Psychotherapie

Gruppenangebote

für betreuende Angehörige, insbesondere von Menschen mit Demenz

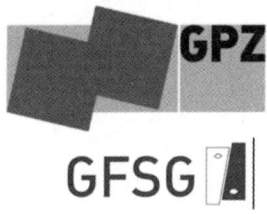

Geronto Psychiatrisches Zentrum Graz
Dr. Alexis Matzawrakos / Mag.ᵃ Karin Zehetner
www.gsfg.at gpz@gsfg.at
Gesellschaft zur Förderung seelischer Gesundheit